Les délices végétaux 2023

Un voyage culinaire vers une alimentation saine et respectueuse de la planète

Marie Leclerc

Table des matières

Introduction 10

Sauce barbecue classique 13

moutarde de jardin 15

ketchup maison classique 17

Sauce cajou, citron et aneth 19

sauce aux noix de Ligurie 20

Sauce chia, érable et Dijon 22

Sauce à l'ail et à la coriandre 25

vinaigrette ranch classique 27

Sauce Tahini Coriandre 29

Sauce au citron et à la noix de coco 31

guacamole maison 33

La mayonnaise végétalienne la plus facile de tous les temps 37

Beurre de tournesol et graines de chanvre 39

Sauce crémeuse à la moutarde 41

Ajvar traditionnel de style balkanique 43

Amba (sauce à la mangue) 45

Le ketchup maison de papa 47

Vinaigrette à l'avocat et aux fines herbes 49

Authentique rémoulade française 51

sauce béchamel authentique 53

sauce hollandaise parfaite 56

Sauce mexicaine au poivre 58

Sauce tomate basique 60

Turc Biber Salçası 62

Sauce Italienne au Pepe Verde 64

Sauce pour pâtes aux graines de tournesol 66

Compote de pommes saine de grand-mère 68

sauce au chocolat maison 70

sauce aux canneberges préférée 72

Chœur traditionnel russe 74

Sauce Mignonette Française 76

sauce au fromage fumé 77

Sauce aux poires maison facile 80

moutarde campagnarde 82

Sauce à la noix de coco à la thaïlandaise 84

Mayo nature Aquafaba 86

Sauce Velouté Classique 88

Sauce espagnole classique 90

Authentique Alioli Méditerranéen 92

Sauce barbecue végétalienne 94

Sauce Béarnaise Classique 96

sauce au fromage parfaite	98
Sauce pour pâtes crue facile	101
pesto de base au basilic	103
Sauce Alfredo classique	105
mayonnaise sophistiquée aux noix de cajou	107
Beurre de tournesol, cannelle et vanille	109
ketchup maison épicé	111
Artichauts mijotés au vin et citron	114
. Carottes Rôties aux Herbes	116
Haricots verts faciles à cuire	118
Chou mijoté aux graines de sésame	120
Légumes rôtis d'hiver	123
tajine marocain traditionnel	125
chou chinois braisé	127
Chou-fleur sauté au sésame	129
purée de carotte sucrée	131
navets sautés	133
Purée de pommes de terre Yukon Gold	135
Blettes sautées aromatiques	137
Poivrons sautés classiques	139
Purée de légumes racines	141
. Citrouille rôtie	143

Champignons cremini sautés 145

Asperges rôties au sésame 147

Poêlée d'aubergines à la grecque 149

riz au chou-fleur céto 151

chou à l'ail facile 153

Artichauts cuits au citron et à l'huile d'olive 155

Carottes rôties à l'ail et au romarin 156

Haricots verts à la méditerranéenne 159

légumes du jardin rôtis 161

. Chou-rave rôti facile 163

Chou-fleur sauce tahini 165

Purée d'herbes et de chou-fleur 167

Poêle de champignons à l'ail et aux herbes 169

asperges à la poêle 171

Purée de carottes au gingembre 173

Artichauts rôtis à la méditerranéenne 175

Chou rôti à la thaïlandaise 178

purée soyeuse de rutabaga 180

Crème d'épinards sautés 182

Chou-rave sauté aromatique 184

Chou Rôti Classique 186

Carottes sautées au sésame 188

Carottes Rôties à la Sauce Tahini	190
Chou-fleur rôti aux herbes	192
Purée crémeuse de brocoli et romarin	195
Poêle à frire Easy Chard	197
Chou mijoté au vin	199
légumes haricots verts	201
purée de navet au beurre	203
Courgettes sautées aux herbes	205
purée de patate douce	207
Chutney de pomme aux canneberges	209
beurre de pomme maison	211
beurre de cacahuète fait maison	213

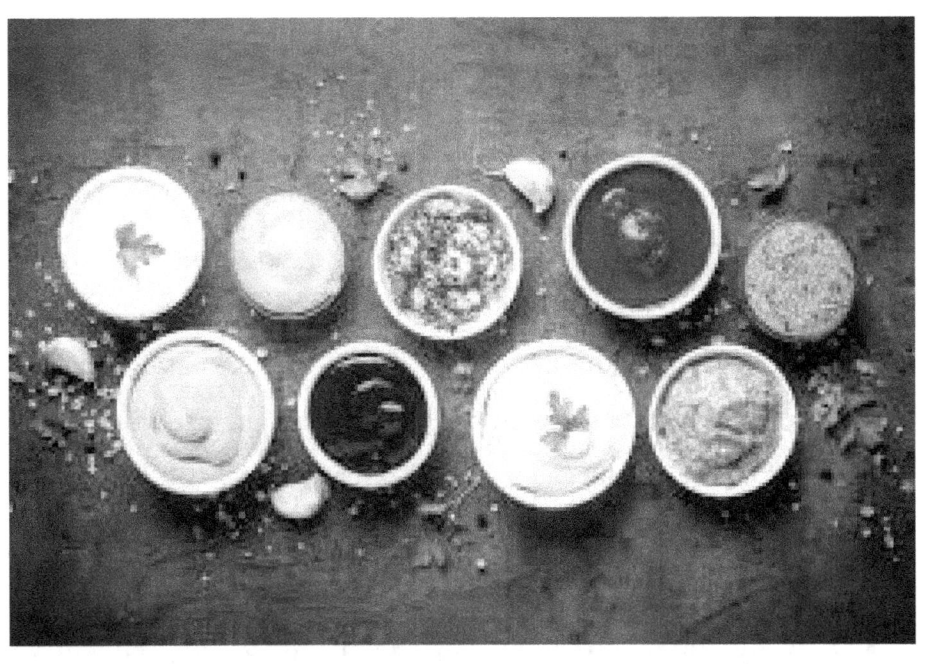

Introduction

Jusqu'à récemment, de plus en plus de personnes commençaient à adopter le régime alimentaire à base de plantes. On peut se demander ce qui a exactement attiré des dizaines de millions de personnes vers ce mode de vie. Cependant, il est de plus en plus évident que suivre un mode de vie principalement à base de plantes conduit à une meilleure gestion du poids et à une meilleure santé globale, sans de nombreuses maladies chroniques. Quels sont les avantages pour la santé d'une alimentation à base de plantes? Il s'avère que manger à base de plantes est l'un des régimes les plus sains au monde. Les régimes végétaliens sains comprennent de nombreux produits frais, des grains entiers, des légumineuses et des graisses saines comme les graines et les noix. Ils sont riches en antioxydants, minéraux, vitamines et fibres alimentaires. Les recherches scientifiques actuelles indiquent qu'une consommation plus élevée d'aliments à base de plantes est associée à un risque plus faible de mortalité due à des maladies telles que les maladies cardiovasculaires, le diabète de type 2, l'hypertension et l'obésité. Les plans de repas végétaliens sont souvent basés sur des aliments de base sains, évitant les produits d'origine animale chargés d'antibiotiques, d'additifs et d'hormones. De plus, consommer une proportion plus élevée d'acides aminés essentiels avec des protéines animales peut être préjudiciable à la santé humaine. Étant donné que les produits d'origine animale contiennent beaucoup plus de matières grasses que les aliments d'origine végétale, il n'est pas surprenant que des études aient montré que les mangeurs de viande ont un taux d'obésité neuf fois plus élevé que les végétaliens. Cela nous amène au point suivant, l'un des plus grands avantages du régime végétalien : la perte de poids. Alors que de nombreuses personnes choisissent de vivre une vie végétalienne pour des raisons éthiques, le régime lui-même peut vous aider à atteindre vos objectifs de perte de poids. Si vous avez du mal à perdre du poids, envisagez d'essayer un régime à base de plantes. De quelle façon précisément? En tant que végétalien, vous réduisez les aliments riches en calories comme les produits laitiers entiers, les poissons gras, le porc et d'autres aliments contenant du cholestérol comme les œufs. Essayez de remplacer ces aliments par des alternatives riches en fibres et en protéines qui vous rassasieront plus longtemps. La clé est de se concentrer sur des aliments riches en nutriments, propres et naturels et d'éviter les calories vides comme le sucre, les graisses saturées et les aliments hautement transformés. Voici quelques astuces qui m'ont aidé à maintenir mon poids avec un régime végétalien pendant des années. J'ai des légumes comme plat principal; consommer les bonnes graisses avec modération -une bonne graisse comme l'huile d'olive ne fait pas grossir- ; Je fais régulièrement de l'exercice et cuisine à la maison. Profitez-en!

Sauce barbecue classique

(Prêt en 5 minutes environ | Pour 20 personnes)

Par portion : Calories : 36 ; Matières grasses : 0,3 g ; Glucides : 8,6 g ; Protéines : 0,2 g

Ingrédients

1 tasse de cassonade

1 tasse de sauce tomate

1/4 tasse de vinaigre de vin

1/3 tasse d'eau

1 cuillère à soupe de sauce soja

2 cuillères à soupe de moutarde en poudre

1 cuillère à café de poivre noir

2 cuillères à café de sel de mer

Adresses

Mélanger tous les ingrédients dans un mélangeur ou un robot culinaire.

Mélanger jusqu'à consistance homogène et lisse.

Profitez-en!

moutarde de jardin

(Prêt en 35 minutes environ | Pour 10 personnes)

Par portion : Calories : 34 ; Matières grasses : 1,6 g ; Glucides : 3,5 g ; Protéines : 1,3 g

Ingrédients

1/2 tasse de moutarde sèche

5 cuillères à soupe de graines de moutarde, moulues

1/4 tasse d'eau

1/4 tasse de bière

2 cuillères à soupe de vinaigre de Xérès

1 ½ cuillère à café de gros sel

1 cuillère à soupe de sirop d'agave

1 cuillère à soupe de coriandre séchée

1 cuillère de basilic séché

Adresses

Bien mélanger la moutarde sèche, les graines de moutarde moulues, l'eau et la bière dans un bol; laisser reposer environ 30 minutes.

Ajouter le reste des ingrédients et remuer pour bien combiner.

Laisser reposer au moins 12 heures avant de servir. Profitez-en!

ketchup maison classique

(Prêt en 25 minutes environ | Pour 10 personnes)

Par portion : Calories : 24 ; Matières grasses : 0 g ; Glucides : 5,5 g ; Protéines : 0,5 g

Ingrédients

- 4 onces de pâte de tomate en conserve
- 2 cuillères à soupe de sirop d'agave
- 1/4 tasse de vinaigre de vin rouge
- 1/4 tasse d'eau
- 1/2 cuillère à café de sel casher
- 1/4 cuillère à café d'ail en poudre

Adresses

Préchauffer une poêle à feu moyen. Mettez ensuite tous les ingrédients dans une casserole et portez à ébullition.

Allumez le feu doux; cuire, en remuant constamment, environ 20 minutes ou jusqu'à ce que la sauce épaississe.

Conserver dans un bocal en verre au réfrigérateur. Profitez-en!

Sauce cajou, citron et aneth

(Prêt en 25 minutes environ | Pour 8 personnes)

Par portion : Calories : 24 ; Matières grasses : 0 g ; Glucides : 5,5 g ; Protéines : 0,5 g

Ingrédients

1 tasse de noix de cajou crues

1/2 tasse d'eau

2 cuillères d'aneth

1 cuillère à soupe de jus de citron

Sel de mer et poivre rouge au goût

Adresses

Placer tous les ingrédients dans le bol d'un robot culinaire ou d'un mélangeur à haute vitesse jusqu'à consistance lisse, uniforme et crémeuse.

Assaisonner au goût et servir avec des crudités.

sauce aux noix de Ligurie

(Prêt en 30 minutes environ | Pour 4 personnes)

Par portion : Calories : 263 ; Matières grasses : 24,1 g ; Glucides : 9 g ; Protéines : 5,5 g

Ingrédients

1/2 tasse de lait d'amande

1 tranche de pain blanc, sans croûte

1 tasse (environ 50 moitiés) de noix crues

1/2 cuillère à café d'ail en poudre

1 cuillère à café de poudre d'oignon

1 cuillère à café de paprika fumé

2 cuillères d'huile d'olive

1 cuillère de basilic haché

3 feuilles de cari

Sel de mer et poivre noir moulu au goût

Adresses

Mettez le lait d'amande et le pain dans un bol et laissez bien reposer.

Transférer le pain trempé dans le bol d'un robot culinaire ou d'un mélangeur à grande vitesse; ajouter les ingrédients restants.

Traiter jusqu'à consistance lisse, uniforme et crémeuse.

Servir avec des pâtes ou des nouilles de courgettes. Profitez-en!

Sauce chia, érable et Dijon

(Prêt en 10 minutes environ | Pour 4 personnes)

Par portion : Calories : 126 ; Matières grasses : 9 g ; Glucides : 8,3 g ; Protéines : 1,5 g

Ingrédients

- 2 cuillères à soupe de graines de chia
- 5 cuillères d'huile d'olive extra vierge
- 1 ½ cuillère à soupe de sirop d'érable
- 2 cuillères à café de moutarde de Dijon
- 1 cuillère à soupe de vinaigre de vin rouge
- Sel de mer et poivre noir moulu au goût

Adresses

Placer tous les ingrédients dans le bol d'un batteur sur socle; fouetter pour combiner et émulsionner.

Laisser reposer 15 minutes pour que le chia se dilate. Profitez-en!

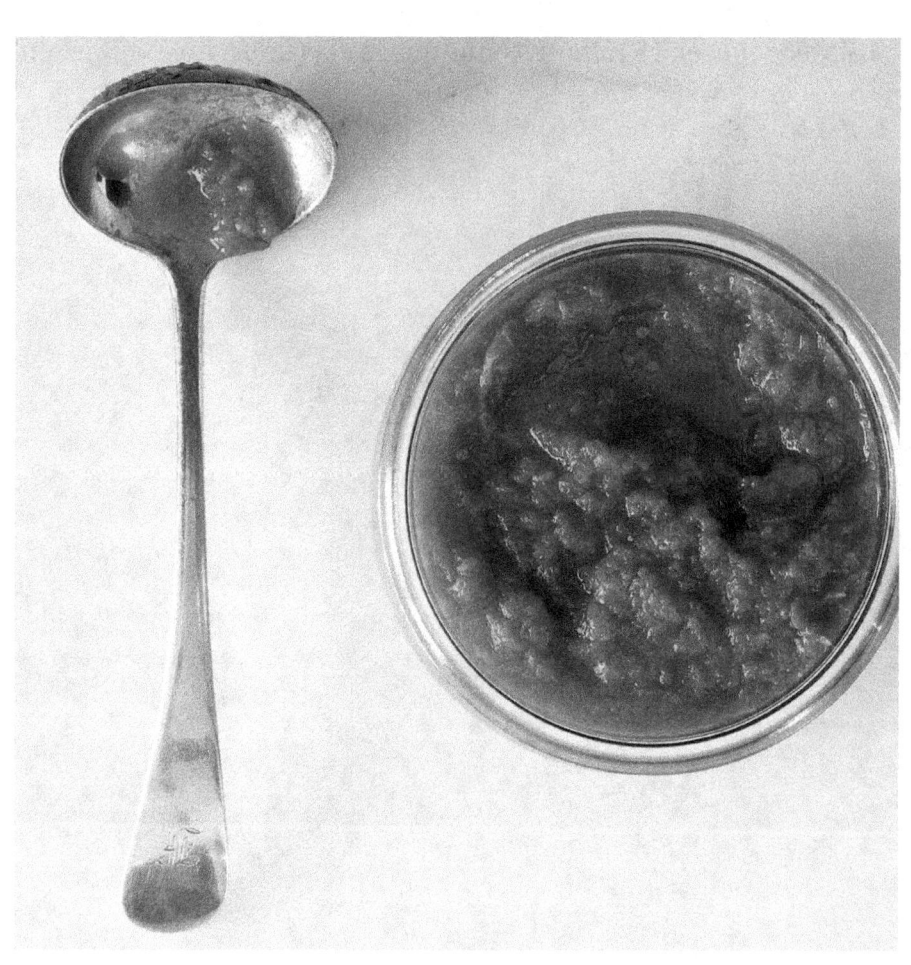

Sauce à l'ail et à la coriandre

(Prêt en 10 minutes environ | Pour 6 personnes)

Par portion : Calories : 181 ; Matières grasses : 18,2 g ; Glucides : 4,8 g ; Protéines : 3 g

Ingrédients

1/2 tasse d'amandes

1/2 tasse d'eau

1 bouquet de coriandre

1 poivron rouge haché

2 gousses d'ail, hachées

2 cuillères à soupe de jus de citron frais

1 cuillère à café de zeste de citron vert

Sel de mer et poivre noir moulu

5 cuillères d'huile d'olive extra vierge

Adresses

Placer les amandes et l'eau dans un mélangeur et mélanger jusqu'à consistance crémeuse et lisse.

Ajouter la coriandre, le poivre, l'ail, le jus de lime, le zeste de lime, le sel et le poivre noir; blitz jusqu'à ce que tout soit bien combiné.

Ajouter ensuite l'huile d'olive petit à petit et mélanger jusqu'à consistance lisse. Conserver au réfrigérateur jusqu'à 5 jours.

Profitez-en!

vinaigrette ranch classique

(Prêt en 10 minutes environ | Portions 8)

Par portion : Calories : 191 ; Matières grasses : 20,2 g ; Glucides : 0,8 g ; Protéines : 0,5 g

Ingrédients

1 tasse de mayonnaise végétalienne

1/4 lait d'amande non sucré

1 cuillère à café de vinaigre de Xérès

1/2 cuillère à café de sel casher

1/4 cuillère à café de poivre noir

2 gousses d'ail hachées

1/2 cuillère à café de ciboulette séchée

1/2 cuillère à café d'aneth séché

1 cuillère à café de flocons de persil séché

1/2 cuillère à café de poudre d'oignon

1/3 cuillère à café de paprika

Adresses

À l'aide d'un fouet, bien mélanger tous les ingrédients dans un bol.

Couvrir et placer au réfrigérateur jusqu'au moment de servir.

Profitez-en!

Sauce Tahini Coriandre

(Prêt en 10 minutes environ | Pour 6 personnes)

Par portion : Calories : 91 ; Matières grasses : 7,5 g ; Glucides : 4,5 g ; Protéines : 2,9 g

Ingrédients

1/4 tasse de noix de cajou, trempées toute la nuit et égouttées

1/4 tasse d'eau

4 cuillères de tahini

1/4 tasse de feuilles de coriandre fraîche, hachées

1 gousse d'ail hachée

Sel casher et poivre de Cayenne au goût

Adresses

Passer les noix de cajou et l'eau au mélangeur jusqu'à l'obtention d'une consistance crémeuse et lisse.

Ajouter le reste des ingrédients et continuer à mélanger jusqu'à ce que tout soit bien incorporé.

Gardez-le au réfrigérateur jusqu'à une semaine. Profitez-en!

Sauce au citron et à la noix de coco

(Prêt en 10 minutes environ | Pour 7 personnes)

Par portion : Calories : 87 ; Matières grasses : 8,8 g ; Glucides : 2,6 g ; Protéines : 0,8 g

Ingrédients

  1 cuillère à café d'huile de noix de coco

  1 grosse gousse d'ail, hachée

  1 cuillère à café de gingembre frais haché

  1 tasse de lait de coco

  1 citron vert frais pressé et râpé

  Une pincée de sel gemme de l'Himalaya

Adresses

Dans une petite casserole, faire fondre l'huile de noix de coco à feu moyen. Lorsqu'ils sont chauds, cuire l'ail et le gingembre environ 1 minute ou jusqu'à ce qu'ils soient aromatiques.

Porter à ébullition et ajouter le lait de coco, le jus de citron, le zeste de citron et le sel ; continuer à mijoter 1 minute ou jusqu'à ce que le tout soit bien chaud.

Profitez-en!

guacamole maison

(Prêt en 10 minutes environ | Pour 7 personnes)

Par portion : Calories : 107 ; Matières grasses : 8,6 g ; Glucides : 7,9 g ; Protéines : 1,6 g

Ingrédients

2 avocats, pelés et dénoyautés

1 jus de citron

Sel de mer et poivre noir moulu au goût

1 petit oignon, coupé en dés

2 cuillères à soupe de coriandre fraîche hachée

1 grosse tomate, coupée en dés

Adresses

Écrasez les avocats avec le reste des ingrédients dans un bol.

Placez le guacamole au réfrigérateur jusqu'au moment de servir. Profitez-en!

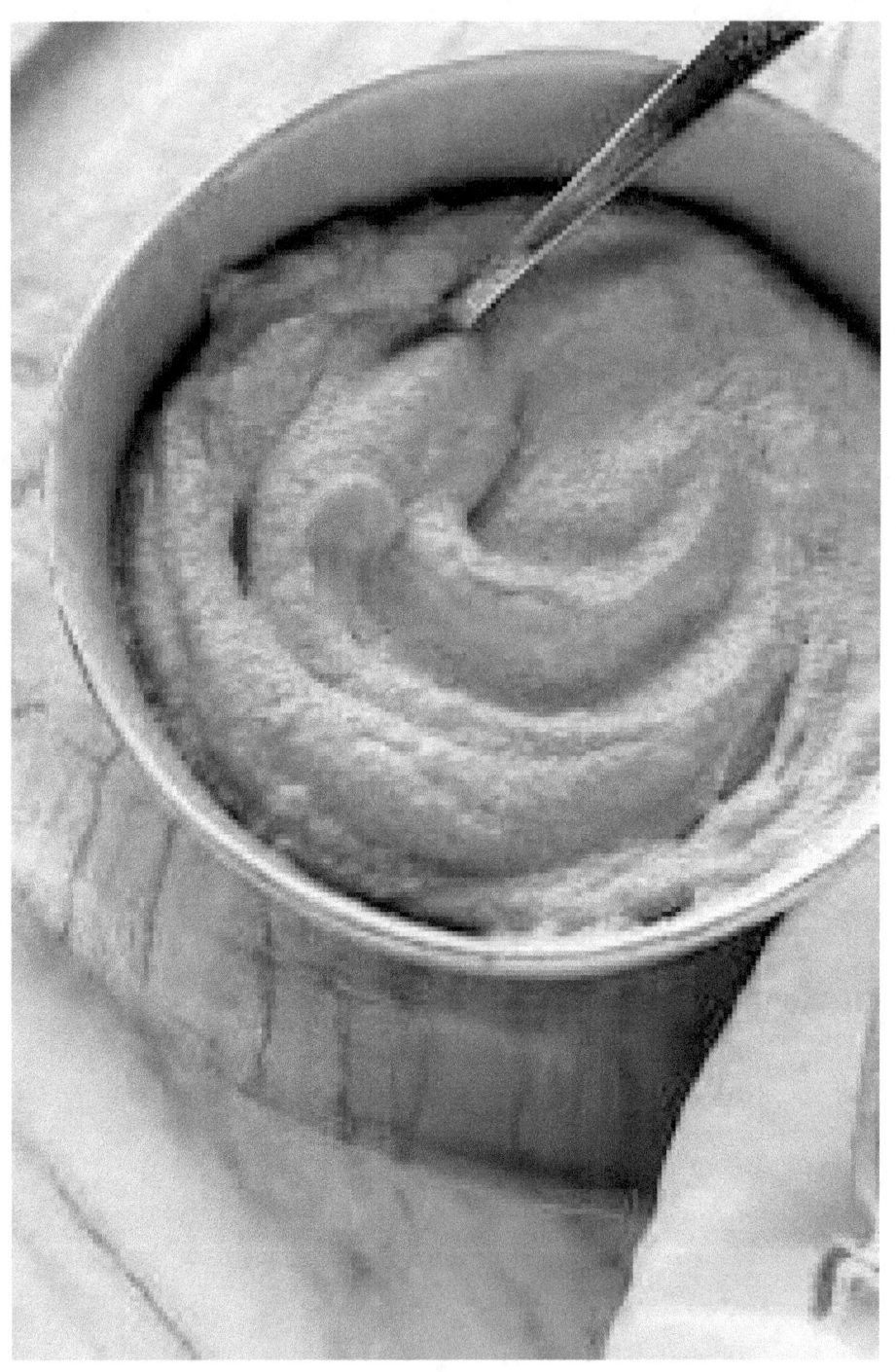

La mayonnaise végétalienne la plus facile de tous les temps

(Prêt en 15 minutes environ | Pour 6 personnes)

Par portion : Calories : 167 ; Matières grasses : 18,1 g ; Glucides : 0,7 g ; Protéines : 0,4 g

Ingrédients

1/2 tasse d'huile d'olive, à température ambiante

1/4 tasse de lait de riz non sucré, à température ambiante

1 cuillère à café de moutarde jaune

1 cuillère à soupe de jus de citron frais

1/3 cuillère à café de sel casher

Adresses

Mélanger le lait, la moutarde, le jus de citron et le sel avec un mélangeur à haute vitesse.

Pendant que la machine est en marche, ajoutez progressivement l'huile d'olive et continuez à battre à basse vitesse jusqu'à ce que le mélange épaississe.

Conserver au réfrigérateur environ 6 jours. Profitez-en!

Beurre de tournesol et graines de chanvre

(Prêt en 15 minutes environ | Pour 16 personnes)

Par portion : Calories : 124 ; Matières grasses : 10,6 g ; Glucides : 4,9 g ; Protéines : 4,3 g

Ingrédients

2 tasses de graines de tournesol, décortiquées et grillées

4 cuillères à soupe de graines de chanvre

2 cuillères de farine de graines de lin

Un peu de sel

Une pincée de muscade râpée

2 dattes dénoyautées

Adresses

Battre les graines de tournesol au robot culinaire jusqu'à ce que vous formiez un beurre.

Ajouter le reste des ingrédients et continuer à mélanger jusqu'à consistance crémeuse et lisse.

Goûtez et ajustez la saveur au besoin. Profitez-en!

Sauce crémeuse à la moutarde

(Prêt en 35 minutes environ | Pour 4 personnes)

Par portion : Calories : 73 ; Matières grasses : 4,2 g ; Glucides : 7,1 g ; Protéines : 1,7 g

Ingrédients

1/2 houmous nature

1 cuillère à café d'ail frais haché

1 cuillère à soupe de moutarde

1 cuillère à soupe d'huile d'olive extra vierge

1 cuillère à soupe de jus de citron frais

1 cuillère à café de flocons de piment rouge

1/2 cuillère à café de sel de mer

1/4 cuillère à café de poivre noir moulu

Adresses

Bien mélanger tous les ingrédients dans un bol.

Laisser au réfrigérateur environ 30 minutes avant de servir.

Profitez-en!

Ajvar traditionnel de style balkanique

(Prêt en 30 minutes environ | Pour 6 personnes)

Par portion : Calories : 93 ; Matières grasses : 4,9 g ; Glucides : 11,1 g ; Protéines : 1,8 g

Ingrédients

4 poivrons rouges

1 petite aubergine

1 gousse d'ail hachée

2 cuillères d'huile d'olive

1 cuillère à café de vinaigre blanc

Sel casher et poivre noir moulu au goût

Adresses

Griller les poivrons et les aubergines jusqu'à ce qu'ils soient tendres et carbonisés.

Placer les poivrons dans un sac en plastique et cuire à la vapeur environ 15 minutes. Retirez la peau, les pépins et le cœur des poivrons et des aubergines.

Transférez-les ensuite dans le bol du robot culinaire. Ajouter l'ail, l'huile, le vinaigre, le sel et le poivre noir et continuer à mélanger jusqu'à ce que le tout soit bien mélangé.

Conserver au réfrigérateur jusqu'à 1 semaine. Profitez-en!

Amba (sauce à la mangue)

(Prêt en 30 minutes environ | Pour 6 personnes)

Par portion : Calories : 93 ; Matières grasses : 4,9 g ; Glucides : 11,1 g ; Protéines : 1,8 g

Ingrédients

2 mangues vertes non pelées, pelées et dénoyautées

1 oignon haché

1 poivron haché

2 gousses d'ail hachées

1 cuillère à soupe de sel de l'Himalaya

1 cuillère à café de safran moulu

1/3 cuillère à café de cumin moulu

1/2 cuillère à café de paprika

2 cuillères à soupe de sauce soja

2 cuillères à soupe de jus de citron frais

Adresses

Chauffer une casserole moyenne à feu modérément élevé. Porter 2 tasses d'eau à ébullition. Ajouter la mangue puis l'oignon, le poivron, l'ail et les épices.

Baisser le feu et laisser cuire jusqu'à ce que la mangue ramollisse soit environ 25 minutes.

Retirer du feu et ajouter la sauce soja et le jus de citron frais.

Puis battre le mélange dans un mélangeur jusqu'à consistance lisse et homogène. Conserver au réfrigérateur jusqu'à 1 mois.

Profitez-en!

Le ketchup maison de papa

(Prêt en 30 minutes environ | Pour 12 personnes)

Par portion : Calories : 49 ; Matières grasses : 2,4 g ; Glucides : 6,5 g ; Protéines : 0,9 g

Ingrédients

2 cuillères d'huile d'olive

1 oignon haché

2 gousses d'ail hachées

1 cuillère à café de poivre de Cayenne

2 cuillères de pâte de tomate

30 onces de tomates en conserve, broyées

3 cuillères de cassonade

1/4 tasse de vinaigre de cidre de pomme

Sel et poivre noir fraîchement moulu, au goût.

Adresses

Dans une casserole moyenne, chauffer l'huile à feu modéré. Faire revenir l'oignon jusqu'à ce qu'il soit tendre et parfumé.

Ajouter l'ail et continuer à sauter pendant 1 minute ou jusqu'à ce qu'il soit parfumé.

Ajouter le reste des ingrédients et cuire à feu doux. Poursuivre la cuisson environ 25 minutes.

Passez le mélange au mélangeur jusqu'à ce qu'il soit lisse et uniforme. Profitez-en!

Vinaigrette à l'avocat et aux fines herbes

(Prêt en 10 minutes environ | Pour 6 personnes)

Par portion : Calories : 101 ; Matières grasses : 9,4 g ; Glucides : 4,3 g ; Protéines : 1,2 g

Ingrédients

1 avocat moyen, dénoyauté, pelé et écrasé

4 cuillères d'huile d'olive extra vierge

4 cuillères à soupe de lait d'amande

2 cuillères à soupe de coriandre hachée

2 cuillères de persil haché

1 jus de citron

2 gousses d'ail hachées

1/2 cuillère à café de graines de moutarde

1/2 cuillère à café de flocons de piment rouge

Sel casher et poivre de Cayenne au goût

Adresses

Mélangez tous les ingrédients ci-dessus dans votre robot culinaire ou mélangeur.

Mélanger jusqu'à consistance lisse, lisse et crémeuse.

Profitez-en!

Authentique rémoulade française

(Prêt en 10 minutes environ | Pour 9 personnes)

Par portion : Calories : 121 ; Matières grasses : 10,4 g ; Glucides : 1,3 g ; Protéines : 6,2 g

Ingrédients

1 tasse de mayonnaise végétalienne

1 cuillère à soupe de moutarde de Dijon

1 ciboulette, finement hachée

1 cuillère à café d'ail haché

2 cuillères à soupe de câpres, hachées grossièrement

1 cuillère à soupe de sauce piquante

1 cuillère à soupe de jus de citron frais

1 cuillère à soupe de persil plat, haché

Adresses

Bien mélanger tous les ingrédients dans un robot culinaire ou un mélangeur.

Mélanger jusqu'à consistance lisse et crémeuse.

Profitez-en!

sauce béchamel authentique

(Prêt en 10 minutes environ | Portions 5)

Par portion : Calories : 89 ; Matières grasses : 6,1 g ; Glucides : 5,9 g ; Protéines : 2,7 g

Ingrédients

2 cuillères à soupe de beurre de soja

2 cuillères de farine de blé

1 ½ tasse de lait d'avoine

Gros sel de mer au goût

1/4 cuillère à café de poudre de curcuma

1/4 cuillère à café de poivre noir moulu, au goût

Une pincée de muscade râpée

Adresses

Faire fondre le beurre de soja dans une poêle à feu moyen. Ajouter la farine et poursuivre la cuisson en remuant continuellement pour éviter les grumeaux.

Verser le lait et continuer de battre environ 4 minutes jusqu'à ce que la sauce épaississe.

Ajouter les épices et remuer pour bien mélanger. Profitez-en!

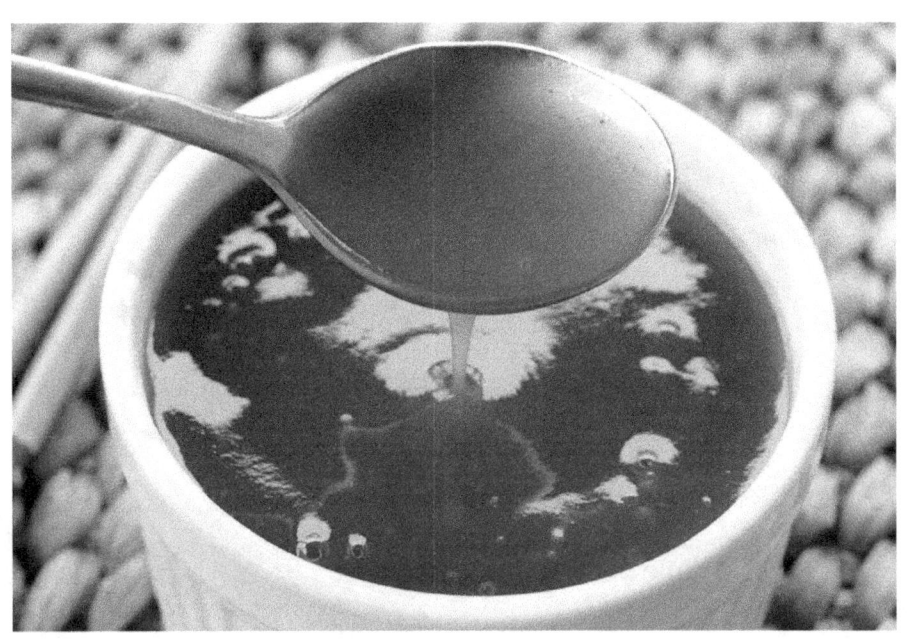

sauce hollandaise parfaite

(Prêt en 15 minutes environ | Pour 6 personnes)

Par portion : Calories : 145 ; Matières grasses : 12,6 g ; Glucides : 6,1 g ; Protéines : 3,3 g

Ingrédients

1/2 tasse de noix de cajou trempées et égouttées

1 tasse de lait d'amande

2 cuillères à soupe de jus de citron frais

3 cuillères d'huile de noix de coco

3 cuillères à soupe de levure nutritionnelle

Sel de mer et poivre blanc moulu au goût

Une pincée de muscade râpée

1/2 cuillère à café de flocons de piment rouge broyés

Adresses

Mélanger tous les ingrédients dans un mélangeur à grande vitesse ou un robot culinaire.

Chauffer ensuite le mélange dans une petite casserole à feu moyen-doux; cuire, en remuant de temps à autre, jusqu'à ce que la sauce réduise et épaississe.

Profitez-en!

Sauce mexicaine au poivre

(Prêt en 5 minutes environ | Portions 5)

Par portion : Calories : 35 ; Matière grasse : 0,2 g ; Glucides : 7,1 g ; Protéines : 0,8 g

Ingrédients

10 onces de sauce tomate en conserve

2 cuillères de vinaigre de cidre de pomme

2 cuillères de cassonade

1 piment mexicain, haché

1/2 cuillère à café d'origan mexicain séché

1/4 cuillère à café de piment de la Jamaïque moulu

Sel de mer et poivre noir moulu au goût

Adresses

Dans un bol, bien mélanger tous les ingrédients.

Conserver dans un bocal en verre au réfrigérateur.

Profitez-en!

Sauce tomate basique

(Prêt en 25 minutes environ | Pour 8 personnes)

Par portion : Calories : 49 ; Matières grasses : 3,6 g ; Glucides : 4,3 g ; Protéines : 0,9 g

Ingrédients

2 cuillères d'huile d'olive

1 échalote finement hachée

2 gousses d'ail hachées

1 poivron rouge, épépiné et haché

20 onces de tomates en conserve, en purée

2 cuillères de pâte de tomate

1 cuillère à café de poivre de Cayenne

1/2 cuillère à café de gros sel de mer

Adresses

Dans une casserole moyenne, chauffer l'huile à feu modéré. Faire revenir l'oignon jusqu'à ce qu'il soit tendre et parfumé.

Ajouter l'ail et le poivre; continuer à sauter pendant 1 minute ou jusqu'à ce qu'il soit parfumé.

Ajouter les tomates, la pâte de tomate, le poivre de Cayenne et le sel; allumer le feu pour faire bouillir. Poursuivre la cuisson environ 22 minutes.

Profitez-en!

Turc Biber Salçası

(Prêt en 1h25 environ | Pour 16 personnes)

Par portion : Calories : 39 ; Matières grasses : 1,8 g ; Glucides : 4,8 g ; Protéines : 0,7 g

Ingrédients

4 poivrons

4 poivrons rouges

Jus Jus de 1/2 citron

2 cuillères d'huile d'olive

1 cuillère à café de sel de mer

1/2 cuillère à café de poivre noir fraîchement moulu

Adresses

Placer les poivrons directement sur feu doux; Faire griller les poivrons pendant environ 8 minutes jusqu'à ce qu'ils soient carbonisés de tous les côtés.

Laisser cuire les poivrons dans un sac en plastique ou un récipient couvert pendant environ 30 minutes. Retirez la peau et le noyau noircis et transférez la pulpe dans le robot culinaire.

Blitz jusqu'à ce qu'une pâte lisse se forme.

Chauffez la masse préparée dans une casserole; ajouter le reste des ingrédients et remuer pour bien mélanger. Baisser le feu pour laisser mijoter et laisser mijoter, partiellement couvert, pendant environ 45 minutes ou jusqu'à ce que la sauce ait épaissi.

Conserver au réfrigérateur jusqu'à 4 semaines. Profitez-en!

Sauce Italienne au Pepe Verde

(Prêt en 15 minutes environ | Pour 6 personnes)

Par portion : Calories : 153 ; Matières grasses : 10,1 g ; Glucides : 13,3 g ; Protéines : 2,6 g

Ingrédients

3 cuillères de beurre végétalien

3 cuillères de farine de blé

1 ½ tasse de lait d'amande non sucré

1 tasse de bouillon de légumes

2 cuillères à soupe de poivre vert fraîchement moulu

sel de mer au goût

1 cuillère à soupe de vin de xérès

Adresses

Dans une casserole, faire fondre le beurre à feu moyen. Lorsqu'elle est chaude, ajouter la farine et baisser le feu pour laisser mijoter.

Ajoutez progressivement le lait et poursuivez la cuisson quelques minutes en remuant constamment pour éviter les grumeaux.

Ajouter le bouillon, le poivre vert et le sel. Poursuivre la cuisson à feu doux jusqu'à ce que la sauce épaississe. Ajouter le vin et continuer à mijoter encore quelques minutes.

Profitez-en!

Sauce pour pâtes aux graines de tournesol

(Prêt en 10 minutes environ | Pour 3 personnes)

Par portion : Calories : 164 ; Matières grasses : 13,1 g ; Glucides : 7,6 g ; Protéines : 6,2 g

Ingrédients

1/2 tasse de graines de tournesol, trempées toute la nuit

1/2 tasse de lait d'amande non sucré

2 cuillères de jus de citron

1 cuillère à café d'ail granulé

1/4 cuillère à café d'origan séché

1/2 cuillère à café de basilic séché

1 cuillère à café d'aneth séché

Sel de mer et poivre noir moulu au goût

Adresses

Placer tous les ingrédients dans le bol d'un robot culinaire ou d'un mélangeur à haute vitesse.

Battre jusqu'à ce que la sauce soit homogène et lisse.

Servir la sauce sur des pâtes cuites ou des pâtes aux légumes. Profitez-en!

Compote de pommes saine de grand-mère

(Prêt en 30 minutes environ | Pour 12 personnes)

Par portion : Calories : 73 ; Matière grasse : 0,2 g ; Glucides : 19,3 g ; Protéines : 0,4 g

Ingrédients

3 livres de pommes à cuire, pelées, évidées et coupées en dés

1/2 tasse d'eau

8 dattes fraîches, dénoyautées

2 cuillères de jus de citron

Un peu de sel

Une pincée de muscade râpée

1/4 cuillère à café de clous de girofle moulus

1/2 cuillère à café de cannelle en poudre

Adresses

Ajouter les pommes et l'eau dans une casserole à fond épais et cuire environ 20 minutes.

Pendant ce temps, combiner les dattes et 1/2 tasse d'eau avec un mélangeur à grande vitesse. Traiter jusqu'à ce qu'il soit complètement lisse.

Écrasez ensuite les pommes cuites avec un pilon à pommes de terre; Incorporer la purée de dattes à la compote de pommes et bien mélanger.

Continuer à mijoter jusqu'à ce que la compote de pommes épaississe à la consistance désirée. Ajouter le jus de citron et les épices et remuer jusqu'à ce que tout soit bien incorporé.

Profitez-en!

sauce au chocolat maison

(Prêt en 10 minutes environ | Pour 9 personnes)

Par portion : Calories : 95 ; Matières grasses : 7,6 g ; Glucides : 7,5 g ; Protéines : 0,2 g

Ingrédients

5 cuillères à soupe d'huile de noix de coco fondue

3 cuillères à soupe de sirop d'agave

3 cuillères de cacao en poudre

Une pincée de muscade râpée

Une pincée de sel casher

1/2 cuillère à café de cannelle en poudre

1/2 cuillère à café de pâte de vanille

Adresses

Bien mélanger tous les ingrédients avec un fouet métallique.

Conservez la sauce au chocolat au réfrigérateur. Pour ramollir la sauce, faites-la chauffer à feu doux avant de servir.

Profitez-en!

sauce aux canneberges préférée

(Prêt en 15 minutes environ | Pour 8 personnes)

Par portion : Calories : 62 ; Matières grasses : 0,6 g ; Glucides : 16 g ; Protéines : 0,2 g

Ingrédients

1/2 tasse de cassonade

1/2 tasse d'eau

8 onces de bleuets, frais ou congelés

Une pincée de piment

Une pincée de sel marin

1 cuillère à soupe de gingembre cristallisé

Adresses

Dans une casserole à fond épais, porter à ébullition le sucre et l'eau.

Remuer jusqu'à ce que le sucre se dissolve.

Ajouter les myrtilles, puis le reste des ingrédients. Baisser le feu et poursuivre la cuisson de 10 à 12 minutes ou jusqu'à ce que les canneberges éclatent.

Laisser refroidir à température ambiante. Conserver dans un bocal en verre au réfrigérateur. Profitez-en!

Chœur traditionnel russe

(Prêt en 40 minutes environ | Pour 12 personnes)

Par portion : Calories : 28 ; Matières grasses : 1,3 g ; Glucides : 3,8 g ; Protéines : 0,5 g

Ingrédients

1 tasse d'eau bouillie

6 onces de betteraves crues, pelées

1 cuillère à soupe de sel brun

9 onces de raifort cru, pelé

1 cuillère d'huile d'olive

1/2 tasse de vinaigre de cidre de pomme

Adresses

Dans une casserole à fond épais, porter l'eau à ébullition. Cuire ensuite les betteraves pendant environ 35 minutes ou jusqu'à ce qu'elles ramollissent.

Décollez la peau et transférez les betteraves dans un robot culinaire. Ajouter les ingrédients restants et mélanger jusqu'à ce qu'ils soient bien mélangés.

Profitez-en!

Sauce Mignonette Française

(Prêt en 15 minutes environ | Pour 6 personnes)

Par portion : Calories : 14 ; Matières grasses : 0 g ; Glucides : 1,9 g ; Protéines : 0,2 g

Ingrédients

3/4 tasse de vinaigre de vin rouge

2 cuillères à café de poivre mélangé fraîchement concassé

1 petite échalote, hachée finement

sel de mer au goût

Adresses

Mélanger le vinaigre, le poivre et le schnitzel dans un bol. Assaisonnez avec du sel.

Laisser reposer au moins 15 minutes. Servir avec des pleurotes grillés.

Profitez-en!

sauce au fromage fumé

(Prêt en 10 minutes environ | Pour 6 personnes)

Par portion : Calories : 107 ; Matières grasses : 7,3 g ; Glucides : 8,8 g ; Protéines : 3,3 g

Ingrédients

1/2 tasse de noix de cajou crues, trempées et égouttées

4 cuillères d'eau

2 cuillères à soupe de tahini cru

jus frais de 1/2 citron

1 cuillère à soupe de vinaigre de cidre de pomme

2 carottes cuites

1 cuillère à café de paprika fumé

sel de mer au goût

1 gousse d'ail

1 cuillère à café d'aneth frais

1/2 tasse de grains de maïs surgelés, décongelés et pressés

Adresses

Passer les noix de cajou et l'eau au mélangeur jusqu'à l'obtention d'une consistance crémeuse et lisse.

Ajouter le reste des ingrédients et continuer à mélanger jusqu'à ce que tout soit bien incorporé.

Gardez-le au réfrigérateur jusqu'à une semaine. Profitez-en!

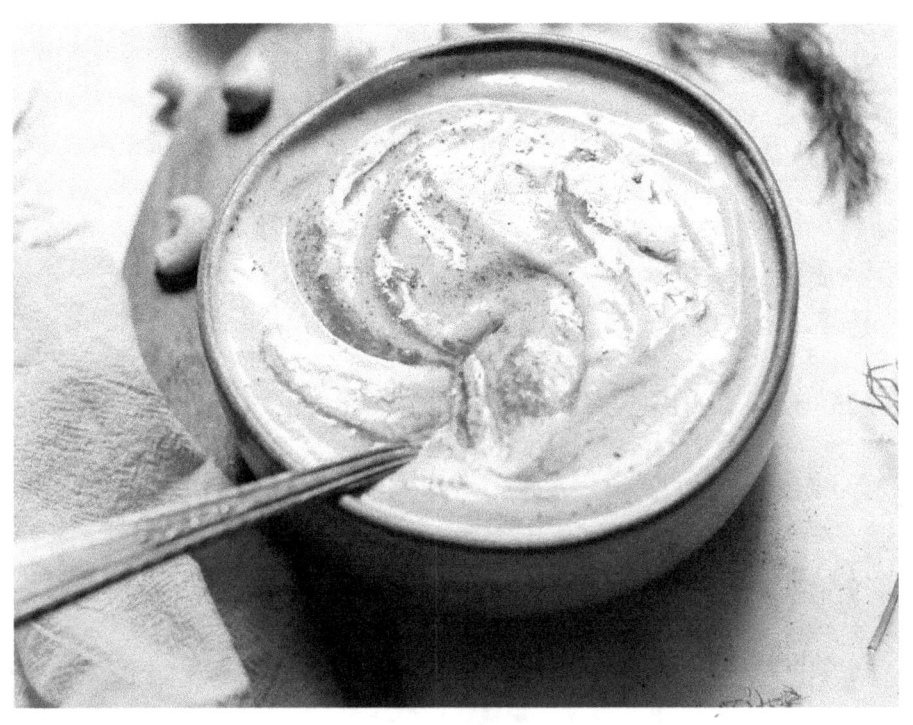

Sauce aux poires maison facile

(Prêt en 30 minutes environ | Portions 8)

Par portion : Calories : 76 ; Matières grasses : 0,3 g ; Glucides : 19,2 g ; Protéines : 0,6 g

Ingrédients

2 livres de poires, pelées, dénoyautées et coupées en dés

1/4 tasse d'eau

1/4 tasse de cassonade

1/2 cuillère à café de gingembre frais haché

1/2 cuillère à café de clous de girofle moulus

1 cuillère à café de cannelle en poudre

1 cuillère à café de jus de citron frais

1 cuillère à café de vinaigre de cidre

1 cuillère à café de pâte de vanille

Adresses

Ajouter les pommes, l'eau et le sucre dans une casserole à fond épais et cuire environ 20 minutes.

Écrasez ensuite les poires bouillies avec un pilon à pommes de terre. Ajouter les ingrédients restants.

Continuer à mijoter jusqu'à ce que la sauce aux poires ait épaissi jusqu'à la consistance désirée.

Profitez-en!

moutarde campagnarde

(Prêt en 5 minutes environ | Pour 16 personnes)

Par portion : Calories : 24 ; Matières grasses : 1,6 g ; Glucides : 1,7 g ; Protéines : 0,6 g

Ingrédients

1/3 tasse de graines de moutarde

1/2 tasse de vinaigre de vin

1 datte Medjool dénoyautée

1 cuillère à café d'huile d'olive

1/2 cuillère à café de sel gemme de l'Himalaya

Adresses

Faire tremper les graines de moutarde pendant au moins 12 heures.

Mélangez ensuite tous les ingrédients dans un mélangeur à haute vitesse jusqu'à consistance crémeuse et lisse.

Conserver dans un bocal en verre au réfrigérateur. Profitez-en!

Sauce à la noix de coco à la thaïlandaise

(Prêt en 10 minutes environ | Pour 4 personnes)

Par portion : Calories : 68 ; Matières grasses : 5,1 g ; Glucides : 4,7 g ; Protéines : 1,4 g

Ingrédients

1 cuillère d'huile de noix de coco

1 cuillère à café d'ail haché

1 cuillère à café de gingembre frais haché

1 citron, pressé et râpé

1 cuillère à café de poudre de curcuma

1/2 tasse de lait de coco

1 cuillère à soupe de sauce soja

1 cuillère à café de sucre de coco, ou plus au goût

Un peu de sel

Une pincée de muscade râpée

Adresses

Dans une petite casserole, faire fondre l'huile de noix de coco à feu moyen. Lorsqu'ils sont chauds, cuire l'ail et le gingembre environ 1 minute ou jusqu'à ce qu'ils soient aromatiques.

Porter à ébullition et ajouter le citron, le curcuma, le lait de coco, la sauce soja, le sucre de coco, le sel et la muscade ; continuer à mijoter 1 minute ou jusqu'à ce que le tout soit bien chaud.

Profitez-en!

Mayo nature Aquafaba

(Prêt en 10 minutes environ | Pour 12 personnes)

Par portion : Calories : 200 ; Matières grasses : 22,7 g ; Glucides : 0,3 g ; Protéines : 0g

Ingrédients

1/2 tasse d'aquafaba

1 ¼ tasse d'huile de colza

1 cuillère à café de moutarde jaune

1/2 cuillère à café de sel casher

2 cuillères de jus de citron

1/2 cuillère à café d'ail en poudre

1/4 cuillère à café d'aneth séché

Adresses

Mélangez l'aquafaba à grande vitesse à l'aide d'un mélangeur à immersion ou d'un mélangeur à grande vitesse.

Pendant que la machine est en marche, ajoutez progressivement l'huile et continuez à battre jusqu'à ce que le mélange épaississe.

Ajouter la moutarde, le sel, le jus de citron, la poudre d'ail et l'aneth.

Conserver au réfrigérateur jusqu'à 2 semaines. Apprécier!

Sauce Velouté Classique

(Prêt en 10 minutes environ | Portions 5)

Par portion : Calories : 65 ; Matières grasses : 5,2 g ; Glucides : 2,4 g ; Protéines : 1,9 g

Ingrédients

- 2 cuillères à soupe de beurre végétalien
- 2 cuillères de farine de blé
- 1 ½ tasse de bouillon de légumes
- 1/4 cuillère à café de poivre blanc

Adresses

Faire fondre le beurre végétalien dans une casserole à feu moyen. Ajouter la farine et poursuivre la cuisson en remuant continuellement pour éviter les grumeaux.

Verser progressivement le bouillon de légumes et continuer à remuer environ 5 minutes jusqu'à ce que la sauce épaississe.

Ajouter le poivre blanc et remuer pour bien mélanger. Profitez-en!

Sauce espagnole classique

(Prêt en 55 minutes environ | Pour 6 personnes)

Par portion : Calories : 99 ; Matières grasses : 6,6 g ; Glucides : 6,9 g ; Protéines : 3,1 g

Ingrédients

3 cuillères de beurre végétalien

4 cuillères de farine de riz

1/2 tasse de mirepoix

1 cuillère à café de gousses d'ail hachées

3 tasses de bouillon de légumes

1/4 tasse de tomates en conserve, réduites en purée

1 laurier

1 cuillère à café de thym

Sel de mer et poivre noir, au goût.

Adresses

Faire fondre le beurre végétalien dans une casserole à feu moyen. Ajouter ensuite la farine et cuire, en remuant constamment, pendant environ 8 minutes ou jusqu'à ce qu'ils soient dorés.

Puis faire sauter le mirepoix pendant environ 5 minutes ou jusqu'à ce qu'il soit tendre et parfumé.

Ajoutez maintenant le mirepoix, l'ail, le bouillon de légumes, les tomates en conserve et les épices. Mettez le feu à feu doux. Laisser bouillir environ 40 minutes.

Verser la sauce à travers un tamis à mailles fines dans un bol. Apprécier!

Authentique Alioli Méditerranéen

(Prêt en 10 minutes environ | Pour 16 personnes)

Par portion : Calories : 122 ; Matières grasses : 13,6 g ; Glucides : 0,4 g ; Protéines : 0,1 g

Ingrédients

4 cuillères à soupe d'aquafaba

1 cuillère à café de jus de citron frais

1 cuillère à café de vinaigre de cidre de pomme

1 cuillère à café de moutarde de Dijon

1 cuillère à café d'ail haché

Gros sel et poivre blanc moulu au goût

1 tasse d'huile d'olive

1/4 cuillère à café d'aneth séché

Adresses

Mettre l'aquafaba, le jus de citron, le vinaigre, la moutarde, l'ail, le sel et le poivre dans le bol d'un mixeur. Mixer 30 à 40 secondes.

Verser lentement et progressivement l'huile et continuer à mélanger jusqu'à ce que la sauce épaississe.

Saupoudrer l'aneth séché sur la sauce. Conserver au réfrigérateur jusqu'au moment de servir.

Profitez-en!

Sauce barbecue végétalienne

(Prêt en 25 minutes environ | Pour 10 personnes)

Par portion : Calories : 32 ; Matière grasse : 0,2 g ; Glucides : 7,4 g ; Protéines : 1,3 g

Ingrédients

1 tasse de pâte de tomate

2 cuillères de vinaigre de cidre de pomme

2 cuillères à soupe de jus de citron

1 cuillère de cassonade

1 cuillère à soupe de moutarde en poudre

1 cuillère à café de flocons de piment rouge, broyés

1 cuillère à café de poudre d'oignon

1 cuillère à café d'ail en poudre

1 cuillère à café de piment en poudre

2 cuillères à soupe de Worcestershire végétalien

1/2 tasse d'eau

Adresses

Bien mélanger tous les ingrédients dans une casserole à feu moyen-vif. Porter à ébullition.

Mettez le feu à feu doux.

Laisser cuire environ 20 minutes ou jusqu'à ce que la sauce réduise et épaississe.

Réfrigérer jusqu'à 3 semaines. Profitez-en!

Sauce Béarnaise Classique

(Prêt en 30 minutes environ | Portions 8)

Par portion : Calories : 82 ; Matières grasses : 6,8 g ; Glucides : 3,8 g ; Protéines : 1,4 g

Ingrédients

4 cuillères à soupe de beurre de soja non laitier

2 cuillères de farine de blé

1 cuillère à café d'ail haché

1 tasse de lait de soja

1 cuillère à soupe de jus de citron frais

1/4 cuillère à café de poudre de curcuma

Sel casher et poivre noir moulu au goût

1 cuillère à soupe de persil frais haché

Adresses

Faire fondre le beurre dans une casserole à feu moyen-vif. Ajouter ensuite la farine et cuire, en remuant constamment, pendant environ 8 minutes ou jusqu'à ce qu'ils soient dorés.

Puis faire sauter l'ail pendant environ 30 secondes ou jusqu'à ce qu'il soit parfumé.

Ajoutez maintenant le lait, le jus de citron frais, le curcuma, le sel et le poivre noir. Mettez le feu à feu doux. Laisser bouillir environ 20 minutes.

Garnir de persil frais avant de servir. Profitez-en!

sauce au fromage parfaite

(Prêt en 30 minutes environ | Portions 8)

Par portion : Calories : 172 ; Matières grasses : 12,6 g ; Glucides : 10 g ; Protéines : 6,8 g

Ingrédients

1 ½ tasse de noix de cajou

1/2 tasse d'eau

1 cuillère à café de vinaigre de cidre de pomme

1 cuillère à café de jus de citron

1/2 cuillère à café d'ail granulé

sel de mer et poivre de Cayenne au goût

1 cuillère d'huile de noix de coco

1/4 tasse de levure nutritionnelle

Adresses

Passer les noix de cajou et l'eau au mélangeur jusqu'à l'obtention d'une consistance crémeuse et lisse.

Ajouter le reste des ingrédients et continuer à mélanger jusqu'à ce que tout soit bien incorporé.

Gardez-le au réfrigérateur jusqu'à une semaine. Profitez-en!

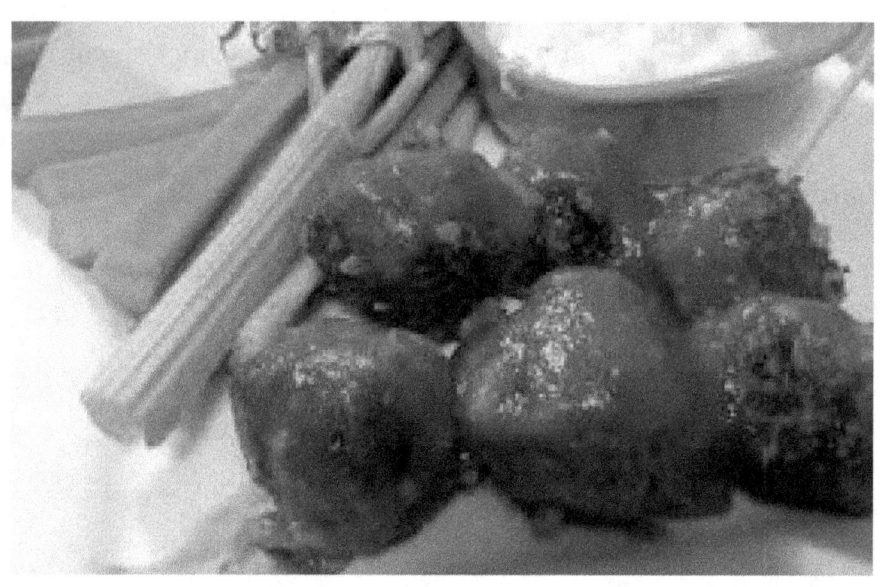

Sauce pour pâtes crue facile

(Prêt en 10 minutes environ | Pour 4 personnes)

Par portion : Calories : 80 ; Matières grasses : 6,3 g ; Glucides : 5,4 g ; Protéines : 1,4 g

Ingrédients

1 livre de tomates mûres, dénoyautées

1 petit oignon pelé

1 petite gousse d'ail, hachée

1 cuillère à soupe de feuilles de persil frais

1 cuillère à soupe de feuilles de basilic frais

1 cuillère à soupe de feuilles de romarin frais

4 cuillères d'huile d'olive extra vierge

Sel de mer et poivre noir moulu au goût

Adresses

Mélanger tous les ingrédients dans un robot culinaire ou un mélangeur jusqu'à ce qu'ils soient bien mélangés.

Servir avec des nouilles chaudes ou des zoodles (nouilles de courgettes).

Profitez-en!

pesto de base au basilic

(Prêt en 10 minutes environ | Portions 8)

Par portion : Calories : 42 ; Matières grasses : 3,5 g ; Glucides : 1,4 g ; Protéines : 1,2 g

Ingrédients

1 tasse de basilic frais, emballé

4 cuillères de pignons de pin

2 gousses d'ail, pelées

1 cuillère à soupe de jus de citron frais

2 cuillères de levure alimentaire

2 cuillères d'huile d'olive extra vierge

sel de mer au goût

4 cuillères d'eau

Adresses

Dans votre robot culinaire, mettre tous les ingrédients sauf l'huile. Traiter jusqu'à ce que le tout soit bien mélangé.

Continuer à mélanger en ajoutant l'huile petit à petit jusqu'à ce que le mélange soit homogène.

Profitez-en!

Sauce Alfredo classique

(Prêt en 10 minutes environ | Pour 4 personnes)

Par portion : Calories : 245 ; Matières grasses : 17,9 g ; Glucides : 14,9 g ; Protéines : 8,2 g

Ingrédients

2 cuillères d'huile d'olive

2 gousses d'ail hachées

2 cuillères de farine de riz

1 ½ tasse de lait de riz, non sucré

Sel de mer et poivre noir moulu au goût

1/2 cuillère à café de flocons de piment rouge broyés

4 cuillères de tahini

2 cuillères de levure alimentaire

Adresses

Dans une grande poêle, faire chauffer l'huile à feu modéré. Une fois chaud, faire sauter l'ail pendant environ 30 secondes ou jusqu'à ce qu'il soit parfumé.

Ajouter la farine de riz et cuire à feu doux. Ajoutez progressivement le lait et poursuivez la cuisson quelques minutes en remuant constamment pour éviter les grumeaux.

Ajouter le sel, le poivre noir, les flocons de piment rouge, le tahini et la levure alimentaire.

Poursuivre la cuisson à feu doux jusqu'à ce que la sauce épaississe.

Conserver dans un récipient hermétique au réfrigérateur jusqu'à quatre jours. Profitez-en!

mayonnaise sophistiquée aux noix de cajou

(Prêt en 10 minutes environ | Pour 12 personnes)

Par portion : Calories : 159 ; Matières grasses : 12,4 g ; Glucides : 9,2 g ; Protéines : 5,2 g

Ingrédients

3/4 tasse de noix de cajou crues, trempées toute la nuit et égouttées

2 cuillères à soupe de jus de citron frais

1/4 tasse d'eau

1/2 cuillère à café de moutarde de charcuterie

1 cuillère à café de sirop d'érable

1/4 cuillère à café d'ail en poudre

1/4 cuillère à café d'aneth séché

1/2 cuillère à café de sel de mer

Adresses

Mélanger tous les ingrédients avec un mélangeur à grande vitesse ou un robot culinaire jusqu'à consistance lisse, crémeuse et lisse.

Ajouter plus d'épices si nécessaire.

Réfrigérer jusqu'au moment de servir. Profitez-en!

Beurre de tournesol, cannelle et vanille

(Prêt en 10 minutes environ | Pour 16 personnes)

Par portion : Calories : 129 ; Matières grasses : 9 g ; Glucides : 10,1 g ; Protéines : 3,6 g

Ingrédients

2 tasses de graines de tournesol décortiquées et grillées

1/2 tasse de sirop d'érable

1 cuillère à café d'extrait de vanille

1 cuillère à café de cannelle en poudre

Une pincée de muscade râpée

Une pincée de sel marin

Adresses

Battre les graines de tournesol au robot culinaire jusqu'à ce que vous formiez un beurre.

Ajouter le reste des ingrédients et continuer à mélanger jusqu'à consistance crémeuse, lisse et uniforme.

Goûtez et ajustez la saveur au besoin. Profitez-en!

ketchup maison épicé

(Prêt en 25 minutes environ | Pour 12 personnes)

Par portion : Calories : 49 ; Matières grasses : 2,5 g ; Glucides : 5,3 g ; Protéines : 0,7 g

Ingrédients

2 cuillères d'huile de tournesol

4 cuillères à soupe de ciboulette hachée

2 gousses d'ail, hachées

30 onces de tomates en conserve, broyées

1/4 tasse de cassonade

1/4 tasse de vinaigre blanc

1 cuillère à café de sauce piquante

1/4 cuillère à café de piment de la Jamaïque

Adresses

Dans une casserole moyenne, chauffer l'huile à feu modérément élevé. Faire revenir les échalotes jusqu'à ce qu'elles soient tendres et parfumées.

Ajouter l'ail et continuer à sauter pendant 1 minute ou jusqu'à ce qu'il soit parfumé.

Ajouter le reste des ingrédients et cuire à feu doux. Poursuivre la cuisson à feu doux pendant 22 à 25 minutes.

Passez le mélange au mélangeur jusqu'à ce qu'il soit lisse et uniforme. Profitez-en!

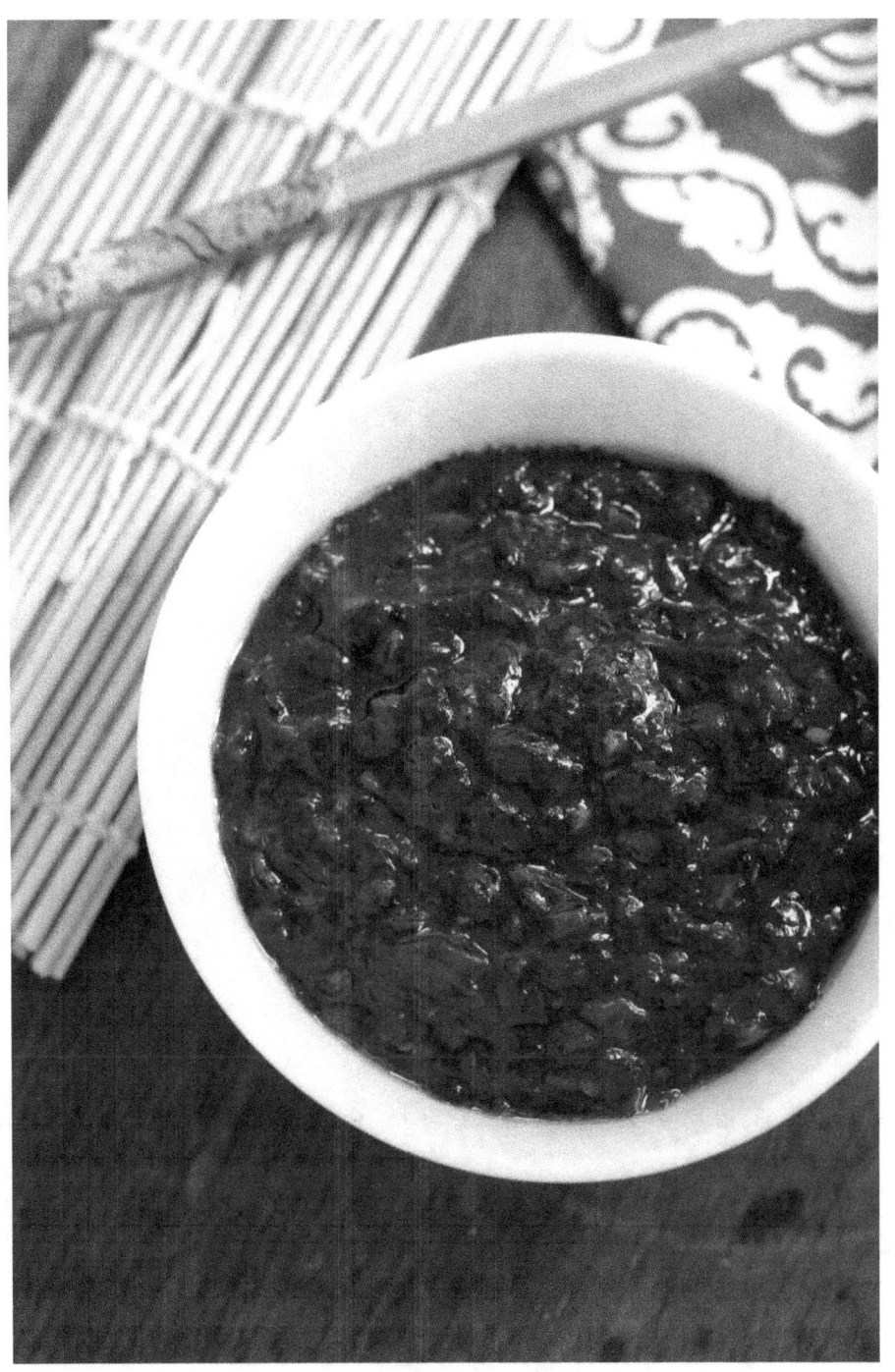

Artichauts mijotés au vin et citron

(Prêt en 35 minutes environ | Pour 4 personnes)

Par portion : Calories : 228 ; Matières grasses : 15,4 g ; Glucides : 19,3 g ; Protéines : 7,2 g

Ingrédients

1 gros citron, fraîchement pressé

1 ½ livre d'artichauts, parés, avec des feuilles extérieures dures et sans étouffement

2 cuillères à soupe de feuilles de menthe hachées

2 cuillères à soupe de feuilles de coriandre finement hachées

2 cuillères à soupe de feuilles de basilic finement hachées

2 gousses d'ail hachées

1/4 tasse de vin blanc sec

1/4 tasse d'huile d'olive extra vierge, plus plus pour arroser

Sel de mer et poivre noir fraîchement moulu au goût

Adresses

Remplir un récipient d'eau et ajouter le jus de citron. Placez les artichauts nettoyés dans le bol en les gardant complètement immergés.

Dans un autre petit bol, bien mélanger les herbes et l'ail. Frotter les artichauts avec le mélange d'herbes.

Verser le vin et l'huile dans une casserole; ajouter les artichauts dans la poêle. Baisser le feu pour laisser mijoter et poursuivre la cuisson, à couvert, pendant environ 30 minutes, jusqu'à ce que les artichauts soient tendres et croustillants.

Pour servir, arrosez les artichauts avec le jus de cuisson, assaisonnez de sel et de poivre noir et dégustez !

. Carottes Rôties aux Herbes

(Prêt en 25 minutes environ | Pour 4 personnes)

Par portion : Calories : 217 ; Matières grasses : 14,4 g ; Glucides : 22,4 g ; Protéines : 2,3 g

Ingrédients

2 livres de carottes, parées et coupées en deux sur la longueur

4 cuillères d'huile d'olive

1 cuillère à café d'ail granulé

1 cuillère à café de paprika

sel de mer et poivre noir fraîchement moulu

2 cuillères à soupe de coriandre fraîche hachée

2 cuillères à soupe de persil frais haché

2 cuillères à soupe de ciboulette fraîche hachée

Adresses

Commencez par préchauffer le four à 400 degrés F.

Mélanger les carottes avec l'huile d'olive, l'ail granulé, le paprika, le sel et le poivre noir. Disposez-les en une seule couche sur une plaque à pâtisserie recouverte de papier sulfurisé.

Faire rôtir les carottes dans le four préchauffé pendant environ 20 minutes, jusqu'à ce qu'elles soient tendres.

Mélanger les carottes avec des herbes fraîches et servir immédiatement. Profitez-en!

Haricots verts faciles à cuire

(Prêt en 15 minutes environ | Pour 4 personnes)

Par portion : Calories : 207 ; Matières grasses : 14,5 g ; Glucides : 16,5 g ; Protéines : 5,3 g

Ingrédients

4 cuillères d'huile d'olive

1 carotte, coupée en bâtonnets

1 ½ livre de haricots verts, hachés

4 gousses d'ail, pelées

1 laurier

1 ½ tasse de bouillon de légumes

Sel de mer et poivre noir moulu au goût

1 citron coupé en quartiers

Adresses

Faire chauffer l'huile dans une poêle à feu moyen. Une fois chauds, faire frire les carottes et les haricots verts environ 5 minutes en remuant périodiquement pour favoriser une cuisson homogène.

Ajouter l'ail et la feuille de laurier et continuer à faire sauter pendant 1 minute de plus ou jusqu'à ce qu'ils soient parfumés.

Ajouter le bouillon, le sel et le poivre noir et continuer à mijoter, couvert, environ 9 minutes ou jusqu'à ce que les haricots verts soient tendres.

Goûtez, rectifiez l'assaisonnement et servez avec des tranches de citron. Profitez-en!

Chou mijoté aux graines de sésame

(Prêt en 10 minutes environ | Pour 4 personnes)

Par portion : Calories : 247 ; Matières grasses : 19,9 g ; Glucides : 13,9 g ; Protéines : 8,3 g

Ingrédients

1 tasse de bouillon de légumes

1 livre de chou frisé, nettoyé, sans tiges raides, coupé en morceaux

4 cuillères d'huile d'olive

6 gousses d'ail hachées

1 cuillère à café de paprika

Sel casher et poivre noir moulu au goût

4 cuillères à soupe de graines de sésame, légèrement grillées

Adresses

Dans une casserole, faire bouillir le bouillon de légumes; ajouter les feuilles de kale et porter à ébullition. Cuire environ 5 minutes jusqu'à ce que le chou ait ramolli; réservation.

Faire chauffer l'huile dans la même poêle à feu moyen. Lorsqu'il est chaud, faire sauter l'ail pendant environ 30 secondes ou jusqu'à ce qu'il soit aromatique.

Ajouter le chou frisé réservé, le paprika, le sel et le poivre noir et cuire encore quelques minutes ou jusqu'à ce que le tout soit bien chaud.

Garnir de graines de sésame légèrement grillées et servir immédiatement. Profitez-en!

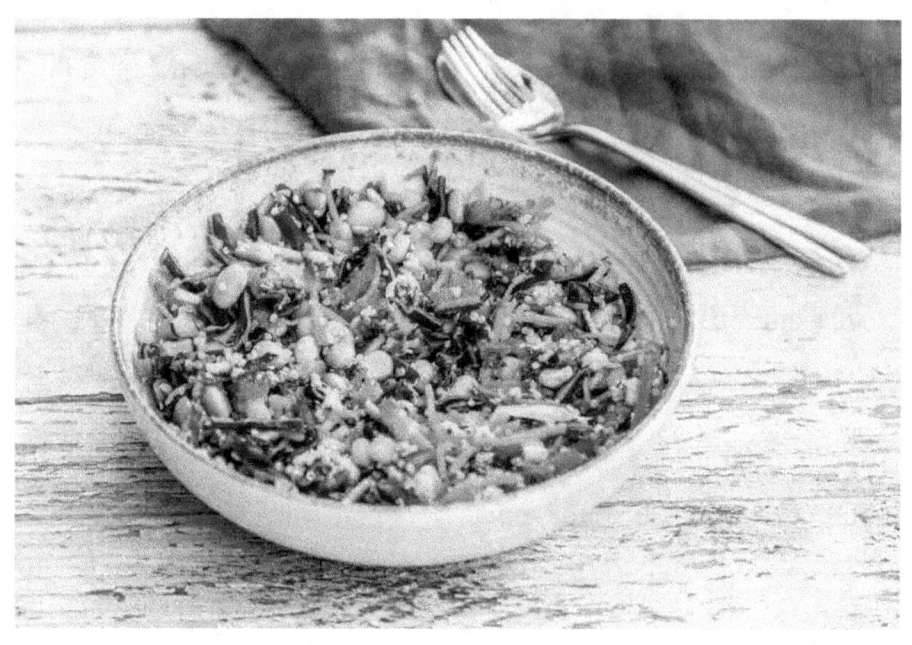

Légumes rôtis d'hiver

(Prêt en 45 minutes environ | Pour 4 personnes)

Par portion : Calories : 255 ; Matières grasses : 14 g ; Glucides : 31 g ; Protéines : 3 g

Ingrédients

1/2 livre de carottes, coupées en morceaux de 1 pouce

1/2 livre de panais, coupés en morceaux de 1 pouce

1/2 livre de céleri, coupé en morceaux de 1 pouce

1/2 livre de patate douce, coupée en morceaux de 1 pouce

1 gros oignon, coupé en quartiers

1/4 tasse d'huile d'olive

1 cuillère à café de flocons de piment rouge

1 cuillère à café de basilic séché

1 cuillère à café d'origan séché

1 cuillère à café de thym séché

sel de mer et poivre noir fraîchement moulu

Adresses

Commencez par préchauffer le four à 420 degrés F.

Mélanger les légumes avec l'huile et les épices. Déposez-les sur une plaque recouverte de papier sulfurisé.

Cuire environ 25 minutes. Remuez les légumes et poursuivez la cuisson encore 20 minutes.

Profitez-en!

tajine marocain traditionnel

(Prêt en 30 minutes environ | Pour 4 personnes)

Par portion : Calories : 258 ; Matières grasses : 12,2 g ; Glucides : 31 g ; Protéines : 8,1 g

Ingrédients

3 cuillères d'huile d'olive

1 grosse échalote, hachée

1 cuillère à café de gingembre, pelé et haché

4 gousses d'ail, hachées

2 carottes moyennes, parées et hachées

2 navets moyens, parés et hachés

2 patates douces moyennes, pelées et coupées en dés

Sel de mer et poivre noir moulu au goût

1 cuillère à café de sauce piquante

1 cuillère à café de fenugrec

1/2 cuillère à café de safran

1/2 cuillère à café de carvi

2 grosses tomates, en purée

4 tasses de bouillon de légumes

1 citron coupé en quartiers

Adresses

Dans une poêle, faire chauffer l'huile à feu moyen. Lorsqu'elles sont chaudes, faire sauter les échalotes pendant 4 à 5 minutes, jusqu'à ce qu'elles soient tendres.

Puis faire sauter le gingembre et l'ail pendant environ 40 secondes ou jusqu'à ce qu'ils soient aromatiques.

Ajouter le reste des ingrédients sauf le citron et porter à ébullition. Portez immédiatement le feu à ébullition.

Laisser cuire environ 25 minutes ou jusqu'à ce que les légumes ramollissent. Servir avec des quartiers de citron frais et déguster !

chou chinois braisé

(Prêt en 10 minutes environ | Pour 3 personnes)

Par portion : Calories : 228 ; Matières grasses : 20,7 g ; Glucides : 9,2 g ; Protéines : 4,4 g

Ingrédients

3 cuillères d'huile de sésame

1 livre de chou chinois, tranché

1/2 cuillère à café de cinq épices chinoises en poudre

Sel casher, au goût

1/2 cuillère à café de poivre de Sichuan

2 cuillères à soupe de sauce soja

3 cuillères à soupe de graines de sésame, légèrement grillées

Adresses

Dans un wok, chauffer l'huile de sésame jusqu'à ce qu'elle soit dorée. Faire sauter le chou environ 5 minutes.

Ajouter les épices et la sauce soja et poursuivre la cuisson, en remuant fréquemment, pendant encore 5 minutes, jusqu'à ce que le chou soit tendre et parfumé.

Saupoudrer de graines de sésame sur le dessus et servir aussitôt.

Chou-fleur sauté au sésame

(Prêt en 15 minutes environ | Pour 4 personnes)

Par portion : Calories : 217 ; Matières grasses : 17 g ; Glucides : 13,2 g ; Protéines : 7,1 g

Ingrédients

1 tasse de bouillon de légumes

1 ½ livre de bouquets de chou-fleur

4 cuillères d'huile d'olive

2 tiges d'oignon de printemps, hachées

4 gousses d'ail, hachées

Sel de mer et poivre noir fraîchement moulu au goût

2 cuillères à soupe de graines de sésame, légèrement grillées

Adresses

Dans une grande casserole, faire bouillir le bouillon de légumes; ajouter ensuite le chou-fleur et cuire environ 6 minutes ou jusqu'à ce qu'il soit tendre à la fourchette; réservation.

Chauffer ensuite l'huile jusqu'à ce qu'elle bouillonne; maintenant faire sauter les échalotes et l'ail pendant environ 1 minute ou jusqu'à ce qu'ils soient tendres et aromatiques.

Ajouter le chou-fleur réservé, suivi du sel et du poivre noir; continuer à mijoter pendant environ 5 minutes ou jusqu'à ce que le tout soit bien chaud

Garnir de graines de sésame grillées et servir immédiatement. Profitez-en!

purée de carotte sucrée

(Prêt en 25 minutes environ | Pour 4 personnes)

Par portion : Calories : 270 ; Matières grasses : 14,8 g ; Glucides : 29,2 g ; Protéines : 4,5 g

Ingrédients

1 ½ kg de carottes, hachées

3 cuillères de beurre végétalien

1 tasse de ciboulette, tranchée

1 cuillère à soupe de sirop d'érable

1/2 cuillère à café d'ail en poudre

1/2 cuillère à café de piment de la Jamaïque moulu

sel de mer au goût

1/2 tasse de sauce soja

2 cuillères à soupe de coriandre fraîche hachée

Adresses

Faites cuire les carottes à la vapeur pendant environ 15 minutes jusqu'à ce qu'elles soient très tendres; sèche bien.

Dans une poêle, faire fondre le beurre jusqu'à ce qu'il soit doré. Maintenant, baissez le feu pour maintenir un grésillement persistant.

Faites maintenant cuire les oignons de printemps jusqu'à ce qu'ils soient tendres. Incorporer le sirop d'érable, la poudre d'ail, le piment de la Jamaïque, le sel et la sauce soya pendant environ 10 minutes ou jusqu'à caramélisation.

Ajouter la ciboulette caramélisée à votre robot culinaire; ajouter les carottes et les ingrédients de la purée jusqu'à ce qu'ils soient bien mélangés.

Servir garni de coriandre fraîche. Apprécier!

navets sautés

(Prêt en 15 minutes environ | Pour 4 personnes)

Par portion : Calories : 140 ; Matières grasses : 8,8 g ; Glucides : 13 g ; Protéines : 4,4 g

Ingrédients

2 cuillères d'huile d'olive

1 oignon tranché

2 gousses d'ail, tranchées

1 ½ livre de feuilles de navet, nettoyées et hachées

1/4 tasse de bouillon de légumes

1/4 tasse de vin blanc sec

1/2 cuillère à café d'origan séché

1 cuillère à café de flocons de persil séché

Sel casher et poivre noir moulu au goût

Adresses

Dans une poêle, faire chauffer l'huile à feu moyen.

Maintenant, faire sauter l'oignon pendant 3 à 4 minutes ou jusqu'à ce qu'il soit tendre et translucide. Ajouter l'ail et poursuivre la cuisson pendant 30 secondes supplémentaires ou jusqu'à ce qu'il soit aromatique.

Ajouter les feuilles de navet, le bouillon, le vin, l'origan et le persil; continuer à sauter pendant encore 6 minutes ou jusqu'à ce qu'ils soient complètement flétris.

Assaisonner de sel et de poivre noir au goût et servir chaud. Profitez-en!

Purée de pommes de terre Yukon Gold

(Prêt en 25 minutes environ | Pour 5 personnes)

Par portion : Calories : 221 ; Matières grasses : 7,9 g ; Glucides : 34,1 g ; Protéines : 4,7 g

Ingrédients

2 livres de pommes de terre Yukon Gold, pelées et coupées en dés

1 gousse d'ail, pressée

Sel de mer et flocons de piment rouge au goût

3 cuillères de beurre végétalien

1/2 tasse de lait de soja

2 cuillères à soupe de ciboulette, tranchée

Adresses

Couvrir les pommes de terre avec un pouce ou deux d'eau froide. Cuire les pommes de terre dans l'eau bouillante environ 20 minutes.

Ensuite, écrasez les pommes de terre avec l'ail, le sel, le poivron rouge, le beurre et le lait jusqu'à obtenir la consistance désirée.

Servir garni de ciboulette fraîche. Profitez-en!

Blettes sautées aromatiques

(Prêt en 15 minutes environ | Pour 4 personnes)

Par portion : Calories : 124 ; Matières grasses : 6,7 g ; Glucides : 11,1 g ; Protéines : 5 g

Ingrédients

2 cuillères à soupe de beurre végétalien

1 oignon haché

2 gousses d'ail, tranchées

Sel de mer et poivre noir moulu, pour l'assaisonnement

1 ½ livre de bettes à carde, coupées en morceaux, tiges enlevées

1 tasse de bouillon de légumes

1 feuille de laurier

1 brin de thym

2 brins de romarin

1/2 cuillère à café de graines de moutarde

1 cuillère à café de graines de céleri

Adresses

Dans une casserole, faire fondre le beurre végétalien à feu moyen-vif.

Puis faire sauter l'oignon pendant environ 3 minutes ou jusqu'à ce qu'il soit tendre et translucide; faire sauter l'ail environ 1 minute jusqu'à ce qu'il soit aromatique.

Ajouter le reste des ingrédients et baisser le feu pour laisser mijoter; cuire, à couvert, environ 10 minutes ou jusqu'à ce que tout soit bien cuit. Profitez-en!

Poivrons sautés classiques

(Prêt en 15 minutes environ | Pour 2 personnes)

Par portion : Calories : 154 ; Matières grasses : 13,7 g ; Glucides : 2,9 g ; Protéines : 0,5 g

Ingrédients

3 cuillères d'huile d'olive

4 poivrons, épépinés et coupés en lanières

2 gousses d'ail hachées

Sel et poivre noir fraîchement moulu, au goût.

1 cuillère à café de poivre de Cayenne

4 cuillères à soupe de vin blanc sec

2 cuillères à soupe de coriandre fraîche, hachée

Adresses

Dans une poêle, chauffer l'huile à feu moyen-vif.

Lorsqu'ils sont chauds, faire revenir les poivrons environ 4 minutes ou jusqu'à ce qu'ils soient tendres et parfumés. Puis faire sauter l'ail pendant environ 1 minute jusqu'à ce qu'il soit aromatique.

Ajouter le sel, le poivre noir et le poivre de Cayenne ; continuer à sauter, en ajoutant le vin, pendant environ 6 minutes de plus jusqu'à ce qu'ils soient tendres et bien cuits.

Goûter et rectifier les assaisonnements. Garnir de coriandre fraîche et servir. Profitez-en!

Purée de légumes racines

(Prêt en 25 minutes environ | Pour 5 personnes)

Par portion : Calories : 207 ; Matières grasses : 9,5 g ; Glucides : 29,1 g ; Protéines : 3 g

Ingrédients

1 livre de pommes de terre rouges, pelées et coupées en morceaux

1/2 livre de panais, parés et coupés en dés

1/2 livre de carottes, parées et coupées en dés

4 cuillères à soupe de beurre végétalien

1 cuillère à café d'origan séché

1/2 cuillère à café d'aneth séché

1/2 cuillère à café de marjolaine séchée

1 cuillère à café de basilic séché

Adresses

Couvrir les légumes avec l'eau de 1 pouce. Porter à ébullition et cuire environ 25 minutes jusqu'à ce qu'ils ramollissent; drain.

Écraser les légumes avec le reste des ingrédients en ajoutant le jus de cuisson au besoin.

Servir chaud et déguster !

. Citrouille rôtie

(Prêt en 25 minutes environ | Pour 4 personnes)

Par portion : Calories : 247 ; Matières grasses : 16,5 g ; Glucides : 23,8 g ; Protéines : 4,3 g

Ingrédients

4 cuillères d'huile d'olive

1/2 cuillère à café de cumin moulu

1/2 cuillère à café de piment de la Jamaïque moulu

1 ½ kg de courgettes, pelées, épépinées et coupées en dés

1/4 tasse de vin blanc sec

2 cuillères à soupe de sauce soja noire

1 cuillère à café de graines de moutarde

1 cuillère à café de paprika

Sel de mer et poivre noir moulu au goût

Adresses

Commencez par préchauffer le four à 420 degrés F. Mélangez la courge avec les ingrédients restants.

Griller la courge environ 25 minutes ou jusqu'à ce qu'elle soit tendre et caramélisée.

Servir chaud et déguster !

Champignons cremini sautés

(Prêt en 10 minutes environ | Pour 4 personnes)

Par portion : Calories : 197 ; Matières grasses : 15,5 g ; Glucides : 8,8 g ; Protéines : 7,3 g

Ingrédients

- 4 cuillères d'huile d'olive
- 4 cuillères à soupe de ciboulette hachée
- 2 gousses d'ail hachées
- 1 ½ livre de champignons cremini, tranchés
- 1/4 tasse de vin blanc sec
- Sel de mer et poivre noir moulu au goût

Adresses

Dans une poêle, faire chauffer l'huile à feu moyen.

Faites maintenant sauter l'oignon pendant 3-4 minutes ou jusqu'à ce qu'il soit tendre et translucide. Ajouter l'ail et poursuivre la cuisson pendant 30 secondes supplémentaires ou jusqu'à ce qu'il soit aromatique.

Ajouter les champignons Cremini, le vin, le sel et le poivre noir; continuer à sauter encore 6 minutes, jusqu'à ce que les champignons soient légèrement dorés.

Profitez-en!

Asperges rôties au sésame

(Prêt en 25 minutes environ | Pour 4 personnes)

Par portion : Calories : 215 ; Matières grasses : 19,1 g ; Glucides : 8,8 g ; Protéines : 5,6 g

Ingrédients

1 ½ livre d'asperges, hachées

4 cuillères d'huile d'olive extra vierge

Sel de mer et poivre noir moulu au goût

1/2 cuillère à café d'origan séché

1/2 cuillère à café de basilic séché

1 cuillère à café de flocons de piment rouge, broyés

4 cuillères de sésame

2 cuillères à soupe de ciboulette fraîche, hachée

Adresses

Commencez par préchauffer votre four à 400 degrés F. Ensuite, tapissez une plaque à pâtisserie de papier parchemin.

Mélanger les asperges avec l'huile d'olive, le sel, le poivre noir, l'origan, le basilic et les flocons de piment rouge. Maintenant, placez les asperges en une seule couche sur la plaque à pâtisserie préparée.

Griller les asperges environ 20 minutes.

Saupoudrer les graines de sésame sur les asperges et poursuivre la cuisson pendant encore 5 minutes ou jusqu'à ce que les asperges soient tendres et croustillantes et que les graines de sésame soient légèrement grillées.

Garnir de ciboulette fraîche et servir chaud. Profitez-en!

Poêlée d'aubergines à la grecque

(Prêt en 15 minutes environ | Pour 4 personnes)

Par portion : Calories : 195 ; Matières grasses : 16,1 g ; Glucides : 13,4 g ; Protéines : 2,4 g

Ingrédients

4 cuillères d'huile d'olive

1 ½ kg d'aubergines, pelées et tranchées

1 cuillère à café d'ail haché

1 tomate concassée

Sel de mer et poivre noir moulu au goût

1 cuillère à café de poivre de Cayenne

1/2 cuillère à café d'origan séché

1/4 cuillère à café de feuille de laurier moulue

2 onces d'olives Kalamata, dénoyautées et tranchées

Adresses

Chauffer l'huile dans une poêle à feu moyen-vif.

Puis faire sauter l'aubergine pendant environ 9 minutes ou jusqu'à ce qu'elle soit tendre.

Ajouter le reste des ingrédients, couvrir et poursuivre la cuisson pendant encore 2 à 3 minutes ou jusqu'à ce qu'ils soient bien cuits. Servir chaud.

riz au chou-fleur céto

(Prêt en 10 minutes environ | Portions 5)

Par portion : Calories : 135 ; Matières grasses : 11,5 g ; Glucides : 7,2 g ; Protéines : 2,4 g

Ingrédients

2 têtes de chou-fleur moyennes, tiges et feuilles retirées

4 cuillères d'huile d'olive extra vierge

4 gousses d'ail, pressées

1/2 cuillère à café de flocons de piment rouge broyés

Sel de mer et poivre noir moulu au goût

1/4 tasse de persil plat haché

Adresses

Mixez le chou-fleur dans un robot culinaire avec la lame en S jusqu'à ce qu'il se décompose en "riz".

Faire chauffer l'huile dans une poêle à feu moyen-vif. Une fois chaud, cuire l'ail jusqu'à ce qu'il soit parfumé ou environ 1 minute.

Ajouter le riz de chou-fleur, le poivron rouge, le sel et le poivre noir et continuer à faire sauter pendant encore 7 à 8 minutes.

Goûtez, rectifiez l'assaisonnement et décorez de persil frais. Profitez-en!

chou à l'ail facile

(Prêt en 10 minutes environ | Pour 4 personnes)

Par portion : Calories : 217 ; Matières grasses : 15,4 g ; Glucides : 16,1 g ; Protéines : 8,6 g

Ingrédients

4 cuillères d'huile d'olive

4 gousses d'ail, hachées

1 ½ livre de chou frisé frais, tiges raides et côtes retirées, coupé en morceaux

1 tasse de bouillon de légumes

1/2 cuillère à café de graines de cumin

1/2 cuillère à café d'origan séché

1/2 cuillère à café de paprika

1 cuillère à café de poudre d'oignon

Sel de mer et poivre noir moulu au goût

Adresses

Dans une poêle, chauffer l'huile à feu moyen-vif. Faites sauter l'ail pendant environ 1 minute ou jusqu'à ce qu'il soit aromatique.

Ajouter le chou frisé par lots, en ajoutant graduellement le bouillon de légumes; remuer pour favoriser une cuisson uniforme.

Portez le feu à ébullition, ajoutez les épices et laissez cuire 5 à 6 minutes, jusqu'à ce que les feuilles de kale soient flétries.

Servir chaud et déguster !

Artichauts cuits au citron et à l'huile d'olive

(Prêt en 35 minutes environ | Pour 4 personnes)

Par portion : Calories : 278 ; Matières grasses : 18,2 g ; Glucides : 27 g ; Protéines : 7,8 g

Ingrédients

1 ½ tasse d'eau

2 citrons fraîchement pressés

2 livres d'artichauts, parés, avec des feuilles extérieures dures et non étranglées

1 poignée de persil italien frais

2 branches de thym

2 brins de romarin

2 feuilles de laurier

2 gousses d'ail hachées

1/3 tasse d'huile d'olive

Sel de mer et poivre noir moulu au goût

1/2 cuillère à café de flocons de piment rouge

Adresses

Remplir un récipient d'eau et ajouter le jus de citron. Placez les artichauts nettoyés dans le bol en les gardant complètement immergés.

Dans un autre petit bol, bien mélanger les herbes et l'ail. Frotter les artichauts avec le mélange d'herbes.

Versez l'eau citronnée et l'huile d'olive dans une casserole; ajouter les artichauts dans la poêle. Baisser le feu pour laisser mijoter et poursuivre la cuisson, à couvert, pendant environ 30 minutes, jusqu'à ce que les artichauts soient tendres et croustillants.

Pour servir, arroser les artichauts avec le liquide de cuisson, les assaisonner de sel, de poivre noir et de flocons de piment rouge. Profitez-en!

Carottes rôties à l'ail et au romarin

(Prêt en 25 minutes environ | Pour 4 personnes)

Par portion : Calories : 228 ; Matières grasses : 14,2 g ; Glucides : 23,8 g ; Protéines : 2,8 g

Ingrédients

2 livres de carottes, parées et coupées en deux sur la longueur

4 cuillères d'huile d'olive

2 cuillères à soupe de vinaigre de champagne

4 gousses d'ail, hachées

2 brins de romarin hachés

Sel de mer et poivre noir moulu au goût

4 cuillères à soupe de pignons de pin hachés

Adresses

Commencez par préchauffer le four à 400 degrés F.

Mélanger les carottes avec l'huile, le vinaigre, l'ail, le romarin, le sel et le poivre noir. Disposez-les en une seule couche sur une plaque à pâtisserie recouverte de papier sulfurisé.

Faire rôtir les carottes dans le four préchauffé pendant environ 20 minutes, jusqu'à ce qu'elles soient tendres.

Décorer les carottes avec les pignons de pin et servir immédiatement. Profitez-en!

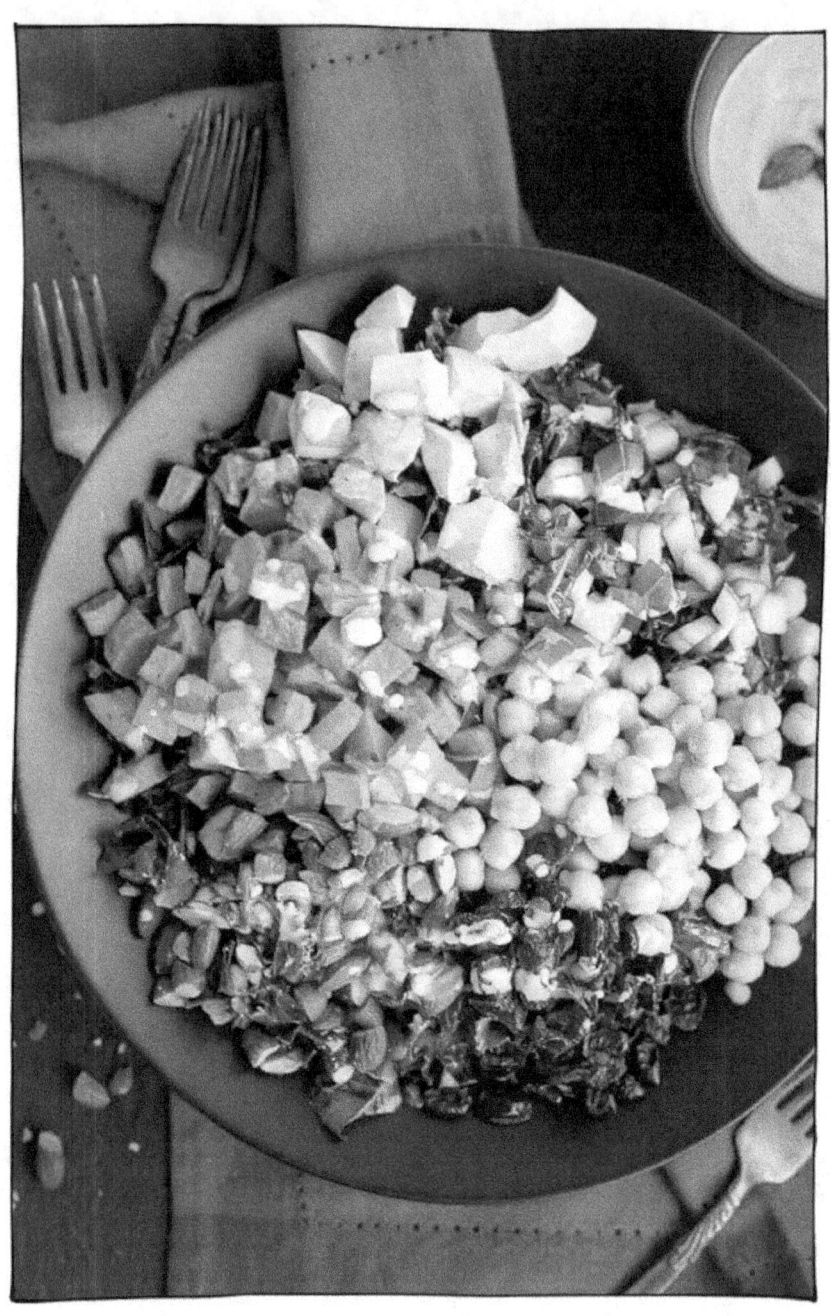

Haricots verts à la méditerranéenne

(Prêt en 20 minutes environ | Pour 4 personnes)

Par portion : Calories : 159 ; Matières grasses : 8,8 g ; Glucides : 18,8 g ; Protéines : 4,8 g

Ingrédients

2 cuillères d'huile d'olive

1 poivron rouge, épépiné et haché

1 ½ livre de haricots verts

4 gousses d'ail, hachées

1/2 cuillère à café de graines de moutarde

1/2 cuillère à café de graines de fenouil

1 cuillère à café d'aneth séché

2 tomates, en purée

1 tasse de crème de céleri

1 cuillère à café de mélange d'herbes italiennes

1 cuillère à café de poivre de Cayenne

Sel et poivre noir fraîchement moulu

Adresses

Faire chauffer l'huile dans une poêle à feu moyen. Une fois chauds, faire revenir les poivrons et les haricots verts environ 5 minutes en remuant périodiquement pour favoriser une cuisson homogène.

Ajouter l'ail, les graines de moutarde, les graines de fenouil et l'aneth et continuer à faire sauter pendant 1 minute de plus ou jusqu'à ce qu'ils soient parfumés.

Ajouter la purée de tomates, la crème de céleri, le mélange d'herbes italiennes, le poivre de Cayenne, le sel et le poivre noir. Continuer à mijoter, couvert, pendant environ 9 minutes ou jusqu'à ce que les haricots verts soient tendres.

Goûter, rectifier l'assaisonnement et servir chaud. Profitez-en!

légumes du jardin rôtis

(Prêt en 45 minutes environ | Pour 4 personnes)

Par portion : Calories : 311 ; Matières grasses : 14,1 g ; Glucides : 45,2 g ; Protéines : 3,9 g

Ingrédients

1 livre de courge musquée, pelée et coupée en morceaux de 1 pouce

4 patates douces, pelées et coupées en morceaux de 1 pouce

1/2 tasse de carottes, pelées et coupées en morceaux de 1 pouce

2 oignons moyens, coupés en quartiers

4 cuillères d'huile d'olive

1 cuillère à café d'ail granulé

1 cuillère à café de paprika

1 cuillère à café de romarin séché

1 cuillère à café de graines de moutarde

Sel casher et poivre noir fraîchement moulu, au goût

Adresses

Commencez par préchauffer le four à 420 degrés F.

Mélanger les légumes avec l'huile et les épices. Déposez-les sur une plaque recouverte de papier sulfurisé.

Cuire environ 25 minutes. Remuez les légumes et poursuivez la cuisson encore 20 minutes.

Profitez-en!

. Chou-rave rôti facile

(Prêt en 30 minutes environ | Pour 4 personnes)

Par portion : Calories : 177 ; Matières grasses : 14 g ; Glucides : 10,5 g ; Protéines : 4,5 g

Ingrédients

1 livre de bulbes de rutabaga, pelés et tranchés

4 cuillères d'huile d'olive

1/2 cuillère à café de graines de moutarde

1 cuillère à café de graines de céleri

1 cuillère à café de marjolaine séchée

1 cuillère à café d'ail granulé, haché

Sel de mer et poivre noir moulu au goût

2 cuillères de levure alimentaire

Adresses

Commencez par préchauffer le four à 450 degrés F.

Mélanger le rutabaga avec l'huile et les épices jusqu'à ce qu'il soit bien enrobé. Disposer le rutabaga en une seule couche sur une plaque à pâtisserie recouverte de papier sulfurisé.

Cuire le rutabaga au four préchauffé environ 15 minutes; remuer et poursuivre la cuisson encore 15 minutes.

Saupoudrer la levure nutritionnelle sur le rutabaga chaud et servir immédiatement. Profitez-en!

Chou-fleur sauce tahini

(Prêt en 10 minutes environ | Pour 4 personnes)

Par portion : Calories : 217 ; Matière grasse : 13 g ; Glucides : 20,3 g ; Protéines : 8,7 g

Ingrédients

1 tasse d'eau

2 livres de bouquets de chou-fleur

Sel de mer et poivre noir moulu au goût

3 cuillères à soupe de sauce soja

5 cuillères de tahini

2 gousses d'ail hachées

2 cuillères de jus de citron

Adresses

Dans une grande casserole, faire bouillir l'eau; ajouter ensuite le chou-fleur et cuire environ 6 minutes ou jusqu'à ce qu'il soit tendre à la fourchette; égoutter, saler et poivrer et réserver.

Dans un bol, mélanger la sauce soya, le tahini, l'ail et le jus de citron. Verser la sauce sur les bouquets de chou-fleur et servir.

Profitez-en!

Purée d'herbes et de chou-fleur

(Prêt en 25 minutes environ | Pour 4 personnes)

Par portion : Calories : 167 ; Matière grasse : 13 g ; Glucides : 11,3 g ; Protéines : 4,4 g

Ingrédients

1 ½ livre de bouquets de chou-fleur

4 cuillères à soupe de beurre végétalien

4 gousses d'ail, tranchées

Sel de mer et poivre noir moulu au goût

1/4 tasse de lait d'avoine non sucré

2 cuillères à soupe de persil frais haché

Adresses

Faire cuire les bouquets de chou-fleur à la vapeur environ 20 minutes; laisser refroidir.

Dans une casserole, faire fondre le beurre végétalien à feu modéré; maintenant faire sauter l'ail pendant environ 1 minute ou jusqu'à ce qu'il soit aromatique.

Ajouter les bouquets de chou-fleur au robot culinaire, puis l'ail sauté, le sel, le poivre noir et le lait d'avoine. Battre jusqu'à ce que tout soit bien incorporé.

Décorer de feuilles de basilic frais et servir chaud. Profitez-en!

Poêle de champignons à l'ail et aux herbes

(Prêt en 10 minutes environ | Pour 4 personnes)

Par portion : Calories : 207 ; Matières grasses : 15,2 g ; Glucides : 12,7 g ; Protéines : 9,1 g

Ingrédients

4 cuillères à soupe de beurre végétalien

1 ½ kg de pleurotes, coupés en deux

3 gousses d'ail hachées

1 cuillère à café d'origan séché

1 cuillère à café de romarin séché

1 cuillère à café de flocons de persil séché

1 cuillère à café de marjolaine séchée

1/2 tasse de vin blanc sec

Sel casher et poivre noir moulu au goût

Adresses

Dans une poêle, faire chauffer l'huile à feu moyen.

Maintenant, faites frire les champignons pendant 3 minutes ou jusqu'à ce qu'ils libèrent leur liquide. Ajouter l'ail et poursuivre la cuisson pendant 30 secondes supplémentaires ou jusqu'à ce qu'il soit aromatique.

Ajouter les épices et continuer à sauter pendant encore 6 minutes, jusqu'à ce que les champignons soient légèrement dorés.

Profitez-en!

asperges à la poêle

(Prêt en 10 minutes environ | Pour 4 personnes)

Par portion : Calories : 142 ; Matières grasses : 11,8 g ; Glucides : 7,7 g ; Protéines : 5,1 g

Ingrédients

4 cuillères à soupe de beurre végétalien

1 ½ livre d'asperges hachées

1/2 cuillère à café de graines de cumin moulues

1/4 cuillère à café de feuille de laurier, moulue

Sel de mer et poivre noir moulu au goût

1 cuillère à café de jus de citron frais

Adresses

Faire fondre le beurre végétalien dans une casserole à feu moyen-vif.

Faire sauter les asperges pendant environ 3 à 4 minutes en remuant périodiquement pour favoriser une cuisson uniforme.

Ajouter les graines de cumin, la feuille de laurier, le sel et le poivre noir et poursuivre la cuisson des asperges pendant encore 2 minutes jusqu'à ce qu'elles soient tendres.

Arrosez les asperges de jus de citron et servez chaud. Profitez-en!

Purée de carottes au gingembre

(Prêt en 25 minutes environ | Pour 4 personnes)

Par portion : Calories : 187 ; Matières grasses : 8,4 g ; Glucides : 27,1 g ; Protéines : 3,4 g

Ingrédients

2 kilos de carottes tranchées

2 cuillères d'huile d'olive

1 cuillère à café de cumin moulu

Sel, poivre noir moulu au goût

1/2 cuillère à café de piment de Cayenne

1/2 cuillère à café de gingembre, pelé et haché

1/2 tasse de lait entier

Adresses

Commencez par préchauffer le four à 400 degrés F.

Mélanger les carottes avec l'huile d'olive, le cumin, le sel, le poivre noir et le poivre de Cayenne. Disposez-les en une seule couche sur une plaque à pâtisserie recouverte de papier sulfurisé.

Faites rôtir les carottes dans le four préchauffé pendant environ 20 minutes, jusqu'à ce qu'elles soient croustillantes.

Ajouter les carottes rôties, le gingembre et le lait au robot culinaire; mélanger les ingrédients jusqu'à ce qu'ils soient bien mélangés.

Profitez-en!

Artichauts rôtis à la méditerranéenne

(Prêt en 50 minutes environ | Pour 4 personnes)

Par portion : Calories : 218 ; Matière grasse : 13 g ; Glucides : 21,4 g ; Protéines : 5,8 g

Ingrédients

4 artichauts, parés, feuilles extérieures dures et étranglement enlevés, coupés en deux

2 citrons fraîchement pressés

4 cuillères d'huile d'olive extra vierge

4 gousses d'ail, hachées

1 cuillère à café de romarin frais

1 cuillère à café de basilic frais

1 cuillère à café de persil frais

1 cuillère à café d'origan frais

Flocons de sel de mer et poivre noir moulu au goût

1 cuillère à café de flocons de piment rouge

1 cuillère à café de paprika

Adresses

Commencez par préchauffer votre four à 395 degrés F. Frotter du jus de citron sur toute la surface de vos artichauts.

Dans un petit bol, bien mélanger l'ail avec les herbes et les épices.

Disposer les moitiés d'artichauts sur une plaque recouverte de papier sulfurisé, côté coupé vers le haut. Badigeonner uniformément les artichauts avec l'huile. Remplissez les cavités avec le mélange d'ail et d'herbes.

Cuire environ 20 minutes. Maintenant, couvrez-les de papier d'aluminium et faites cuire encore 30 minutes. Servir chaud et déguster !

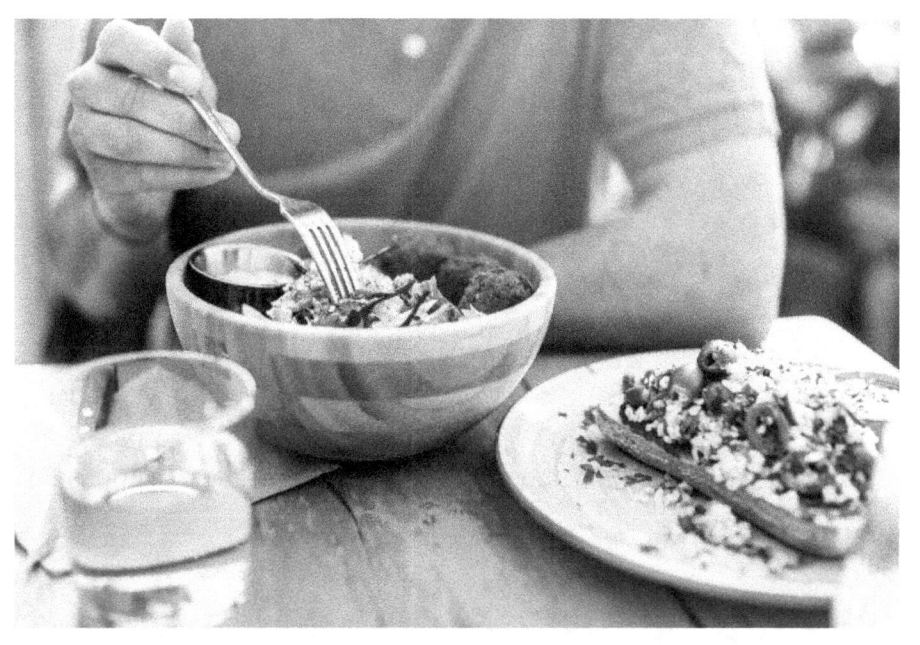

Chou rôti à la thaïlandaise

(Prêt en 10 minutes environ | Pour 4 personnes)

Par portion : Calories : 165 ; Matières grasses : 9,3 g ; Glucides : 16,5 g ; Protéines : 8,3 g

Ingrédients

1 tasse d'eau

1 ½ livre de chou frisé, tiges raides et côtes enlevées, coupées en morceaux

2 cuillères d'huile de sésame

1 cuillère à café d'ail frais, pressé

1 cuillère à café de gingembre, pelé et haché

1 poivron thaï, haché

1/2 cuillère à café de poudre de curcuma

1/2 tasse de lait de coco

Sel casher et poivre noir moulu au goût

Adresses

Dans une grande casserole, porter l'eau à ébullition rapide. Ajouter le chou frisé et cuire jusqu'à ce qu'il soit brillant, environ 3 minutes. Égoutter, rincer et presser pour sécher.

Essuyez la poêle avec du papier absorbant et préchauffez l'huile de sésame à feu modéré. Une fois chaud, faites cuire l'ail, le gingembre et le poivre pendant environ 1 minute environ, jusqu'à ce qu'ils soient parfumés.

Ajouter le chou frisé et la poudre de curcuma et poursuivre la cuisson pendant 1 minute de plus ou jusqu'à ce que le tout soit bien chaud.

Ajouter graduellement le lait de coco, le sel et le poivre noir; continuer à bouillir jusqu'à ce que le liquide épaississe. Goûter, rectifier l'assaisonnement et servir chaud. Profitez-en!

purée soyeuse de rutabaga

(Prêt en 30 minutes environ | Pour 4 personnes)

Par portion : Calories : 175 ; Matières grasses : 12,8 g ; Glucides : 12,5 g ; Protéines : 4,1 g

Ingrédients

1 ½ livre de rutabaga, pelé et coupé en morceaux

4 cuillères à soupe de beurre végétalien

Sel de mer et poivre noir fraîchement moulu au goût

1/2 cuillère à café de graines de cumin

1/2 cuillère à café de graines de coriandre

1/2 tasse de lait de soja

1 cuillère à café d'aneth frais

1 cuillère à café de persil frais

Adresses

Cuire le rutabaga dans de l'eau bouillante salée jusqu'à ce qu'il soit tendre, environ 30 minutes; drain.

Réduire en purée le rutabaga avec le beurre végétalien, le sel, le poivre noir, les graines de cumin et les graines de coriandre.

Battre les ingrédients au mélangeur en ajoutant le lait petit à petit. Garnir d'aneth et de persil frais. Profitez-en!

Crème d'épinards sautés

(Prêt en 15 minutes environ | Pour 4 personnes)

Par portion : Calories : 146 ; Matières grasses : 7,8 g ; Glucides : 15,1 g ; Protéines : 8,3 g

Ingrédients

2 cuillères à soupe de beurre végétalien

1 oignon haché

1 cuillère à café d'ail haché

1 ½ tasse de bouillon de légumes

2 livres d'épinards, coupés en morceaux

Sel de mer et poivre noir moulu au goût

1/4 cuillère à café d'aneth séché

1/4 cuillère à café de graines de moutarde

1/2 cuillère à café de graines de céleri

1 cuillère à café de poivre de Cayenne

1/2 tasse de lait d'avoine

Adresses

Dans une casserole, faire fondre le beurre végétalien à feu moyen-vif.

Puis faire sauter l'oignon pendant environ 3 minutes ou jusqu'à ce qu'il soit tendre et translucide. Puis faire sauter l'ail pendant environ 1 minute jusqu'à ce qu'il soit aromatique.

Ajouter le bouillon et les épinards et porter à ébullition.

Mettez le feu à feu doux. Ajouter les épices et poursuivre la cuisson encore 5 minutes.

Ajouter le lait et poursuivre la cuisson encore 5 minutes. Profitez-en!

Chou-rave sauté aromatique

(Prêt en 10 minutes environ | Pour 4 personnes)

Par portion : Calories : 137 ; Matières grasses : 10,3 g ; Glucides : 10,7 g ; Protéines : 2,9 g

Ingrédients

3 cuillères d'huile de sésame

1 ½ livre de rutabaga, pelé et coupé en dés

1 cuillère à café d'ail haché

1/2 cuillère à café de basilic séché

1/2 cuillère à café d'origan séché

Sel de mer et poivre noir moulu au goût

Adresses

Dans une poêle antiadhésive, faire chauffer l'huile de sésame. Une fois chaud, faire frire le rutabaga environ 6 minutes.

Ajouter l'ail, le basilic, l'origan, le sel et le poivre noir. Poursuivre la cuisson encore 1 à 2 minutes.

Servir chaud. Profitez-en!

Chou Rôti Classique

(Prêt en 20 minutes environ | Pour 4 personnes)

Par portion : Calories : 197 ; Matières grasses : 14,3 g ; Glucides : 14,8 g ; Protéines : 4 g

Ingrédients

4 cuillères d'huile de sésame

1 échalote finement hachée

2 gousses d'ail hachées

2 feuilles de laurier

1 tasse de bouillon de légumes

1 ½ kg de chou rouge tranché

1 cuillère à café de flocons de piment rouge

Sel de mer et poivre noir, au goût.

Adresses

Faire chauffer l'huile de sésame dans une poêle à feu moyen. Lorsqu'elles sont chaudes, faire revenir les échalotes pendant 3 à 4 minutes en remuant périodiquement pour favoriser une cuisson homogène.

Ajouter l'ail et la feuille de laurier et continuer à faire sauter pendant 1 minute de plus ou jusqu'à ce qu'ils soient parfumés.

Ajouter le bouillon, les flocons de piment rouge de chou, le sel et le poivre noir et continuer à mijoter, couvert, pendant environ 12 minutes ou jusqu'à ce que le chou soit tendre.

Goûter, rectifier l'assaisonnement et servir chaud. Profitez-en!

Carottes sautées au sésame

(Prêt en 10 minutes environ | Pour 4 personnes)

Par portion : Calories : 244 ; Matières grasses : 16,8 g ; Glucides : 22,7 g ; Protéines : 3,4 g

Ingrédients

1/3 tasse de bouillon de légumes

2 livres de carottes, parées et coupées en bâtonnets

4 cuillères d'huile de sésame

1 cuillère à café d'ail haché

Sel de l'Himalaya et poivre noir fraîchement moulu au goût

1 cuillère à café de poivre de Cayenne

2 cuillères à soupe de persil frais haché

2 cuillères de sésame

Adresses

Dans une grande casserole, faire bouillir le bouillon de légumes. Baisser le feu à moyen-doux. Ajouter les carottes et poursuivre la cuisson, à couvert, environ 8 minutes, jusqu'à ce que les carottes soient tendres et croquantes.

Chauffer l'huile de sésame à feu moyen-vif; maintenant, faire sauter l'ail pendant 30 secondes ou jusqu'à ce qu'il soit aromatique. Ajouter le sel, le poivre noir et le poivre de Cayenne.

Dans une petite poêle, faire griller les graines de sésame pendant 1 minute ou jusqu'à ce qu'elles soient parfumées et dorées.

Pour servir, garnir les carottes sautées de persil et de graines de sésame grillées. Profitez-en!

Carottes Rôties à la Sauce Tahini

(Prêt en 25 minutes environ | Pour 4 personnes)

Par portion : Calories : 365 ; Matières grasses : 23,8 g ; Glucides : 35,3 g ; Protéines : 6,1 g

Ingrédients

2 ½ livres de carottes, lavées, parées et coupées en deux dans le sens de la longueur

4 cuillères d'huile d'olive

Sel de mer et poivre noir moulu au goût

Plonger:

4 cuillères de tahini

1 cuillère à café d'ail pressé

2 cuillères de vinaigre blanc

2 cuillères à soupe de sauce soja

1 cuillère à café de moutarde

1 cuillère à café de sirop d'agave

1/2 cuillère à café de graines de cumin

1/2 cuillère à café d'aneth séché

Adresses

Commencez par préchauffer le four à 400 degrés F.

Mélanger les carottes avec l'huile d'olive, le sel et le poivre noir. Disposez-les en une seule couche sur une plaque à pâtisserie recouverte de papier sulfurisé.

Faites rôtir les carottes dans le four préchauffé pendant environ 20 minutes, jusqu'à ce qu'elles soient croustillantes.

Pendant ce temps, fouetter tous les ingrédients de la sauce ensemble jusqu'à ce qu'ils soient bien mélangés.

Servir les carottes avec la sauce. Profitez-en!

Chou-fleur rôti aux herbes

(Prêt en 30 minutes environ | Pour 4 personnes)

Par portion : Calories : 175 ; Matières grasses : 14 g ; Glucides : 10,7 g ; Protéines : 3,7 g

Ingrédients

1 ½ livre de bouquets de chou-fleur

1/4 tasse d'huile d'olive

4 gousses d'ail entières

1 cuillère de basilic frais

1 cuillère à soupe de coriandre fraîche

1 cuillère à soupe d'origan frais

1 cuillère de romarin frais

1 cuillère à soupe de persil frais

Sel de mer et poivre noir moulu au goût

1 cuillère à café de flocons de piment rouge

Adresses

Commencez par préchauffer le four à 425 degrés F. Mélangez les choux-fleurs avec l'huile d'olive et placez-les sur une plaque à pâtisserie recouverte de papier sulfurisé.

Faites ensuite rôtir les bouquets de chou-fleur environ 20 minutes; mélangez-les avec l'ail et les épices et poursuivez la cuisson encore 10 minutes.

Servir chaud. Profitez-en!

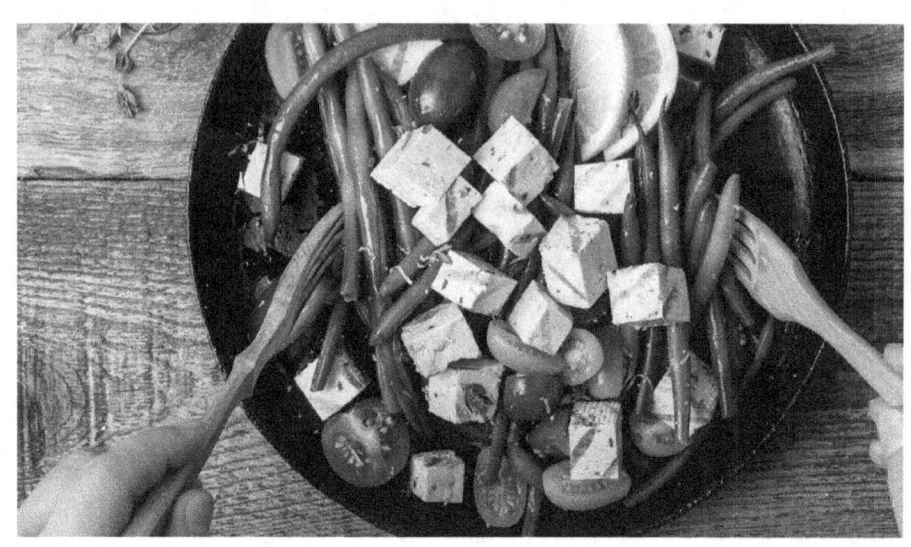

Purée crémeuse de brocoli et romarin

(Prêt en 15 minutes environ | Pour 4 personnes)

Par portion : Calories : 155 ; Matières grasses : 9,8 g ; Glucides : 14,1 g ; Protéines : 5,7 g

Ingrédients

1 ½ livre de bouquets de brocoli

3 cuillères de beurre végétalien

4 gousses d'ail, hachées

2 brins de romarin frais, feuilles cueillies et hachées

Sel de mer et poivre rouge au goût

1/4 tasse de lait de soja non sucré

Adresses

Cuire les bouquets de brocoli à la vapeur environ 10 minutes; laisser refroidir.

Dans une casserole, faire fondre le beurre végétalien à feu modéré; maintenant faire revenir l'ail et le romarin pendant environ 1 minute ou jusqu'à ce qu'ils soient parfumés.

Mettre les bouquets de brocoli dans le robot culinaire, puis le mélange ail/romarin sauté, sel, poivre et lait. Battre jusqu'à ce que tout soit bien incorporé.

Garnir de quelques herbes fraîches supplémentaires, si désiré, et servir chaud. Profitez-en!

Poêle à frire Easy Chard

(Prêt en 15 minutes environ | Pour 4 personnes)

Par portion : Calories : 169 ; Matières grasses : 11,1 g ; Glucides : 14,9 g ; Protéines : 6,3 g

Ingrédients

3 cuillères d'huile d'olive

1 échalote, finement tranchée

1 poivron rouge, épépiné et haché

4 gousses d'ail, hachées

1 tasse de bouillon de légumes

2 livres de bettes à carde, sans tiges raides, coupées en morceaux

Sel de mer et poivre noir moulu au goût

Adresses

Dans une poêle, chauffer l'huile à feu moyen-vif.

Puis faire sauter l'oignon et le poivron pendant environ 3 minutes ou jusqu'à ce qu'ils soient tendres. Puis faire sauter l'ail pendant environ 1 minute jusqu'à ce qu'il soit aromatique.

Ajouter le bouillon et les blettes et porter à ébullition. Baissez le feu et poursuivez la cuisson encore 10 minutes.

Assaisonner de sel et de poivre noir au goût et servir chaud. Profitez-en!

Chou mijoté au vin

(Prêt en 10 minutes environ | Pour 4 personnes)

Par portion : Calories : 205 ; Matières grasses : 11,8 g ; Glucides : 17,3 g ; Protéines : 7,6 g

Ingrédients

1/2 tasse d'eau

1 ½ kilos de chou frisé

3 cuillères d'huile d'olive

4 cuillères à soupe de ciboulette hachée

4 gousses d'ail, hachées

1/2 tasse de vin blanc sec

1/2 cuillère à café de graines de moutarde

Sel casher et poivre noir moulu au goût

Adresses

Dans une grande casserole, porter l'eau à ébullition. Ajouter le chou frisé et cuire jusqu'à ce qu'il soit brillant, environ 3 minutes. Égoutter et presser pour sécher.

Essuyez la poêle avec une serviette en papier et préchauffez l'huile à feu modéré. Une fois chauds, faites cuire les échalotes et l'ail pendant environ 2 minutes, jusqu'à ce qu'ils soient parfumés.

Ajouter le vin dilué par le chou, les graines de moutarde, le sel, le poivre noir ; poursuivre la cuisson, à couvert, pendant encore 5 minutes ou jusqu'à ce que le tout soit bien chaud.

Répartir dans des bols individuels et servir chaud. Profitez-en!

légumes haricots verts

(Prêt en 10 minutes environ | Pour 4 personnes)

Par portion : Calories : 197 ; Matières grasses : 14,5 g ; Glucides : 14,4 g ; Protéines : 5,4 g

Ingrédients

1 ½ tasse de bouillon de légumes

1 tomate Roma, en purée

1 ½ livre de haricots verts, parés

4 cuillères d'huile d'olive

2 gousses d'ail hachées

1/2 cuillère à café de poivron rouge

1/2 cuillère à café de graines de cumin

1/2 cuillère à café d'origan séché

Sel de mer et poivre noir fraîchement moulu au goût

1 cuillère à soupe de jus de citron frais

Adresses

Porter à ébullition le bouillon de légumes et la purée de tomates. Ajouter les Haricots Verts et cuire environ 5 minutes jusqu'à ce que les Haricots Verts soient croustillants ; réservation.

Dans une casserole, chauffer l'huile d'olive à feu moyen-vif; faire revenir l'ail 1 minute ou jusqu'à ce qu'il soit aromatique.

Ajouter les assaisonnements et les haricots verts réservés; laisser cuire environ 3 minutes jusqu'à ce qu'ils soient bien cuits.

Servir avec quelques gouttes de jus de citron frais. Profitez-en!

purée de navet au beurre

(Prêt en 35 minutes environ | Pour 4 personnes)

Par portion : Calories : 187 ; Matières grasses : 13,6 g ; Glucides : 14 g ; Protéines : 3,6 g

Ingrédients

2 tasses d'eau

1 ½ livre de navets, pelés et coupés en petits morceaux

4 cuillères à soupe de beurre végétalien

1 tasse de lait d'avoine

2 brins de romarin frais, hachés

1 cuillère à soupe de persil frais haché

1 cuillère à café de pâte gingembre-ail

Sel casher et poivre noir fraîchement moulu

1 cuillère à café de flocons de piment rouge, broyés

Adresses

Bouillir l'eau; porter le feu à ébullition et cuire le navet environ 30 minutes; drain.

À l'aide d'un mélangeur à immersion, écrasez les navets avec du beurre végétalien, du lait, du romarin, du persil, de la pâte de gingembre et d'ail, du sel, du poivre noir, des flocons de piment rouge, en ajoutant du liquide de cuisson si nécessaire.

Profitez-en!

Courgettes sautées aux herbes

(Prêt en 10 minutes environ | Pour 4 personnes)

Par portion : Calories : 99 ; Matières grasses : 7,4 g ; Glucides : 6 g ; Protéines : 4,3 g

Ingrédients

2 cuillères d'huile d'olive

1 oignon tranché

2 gousses d'ail hachées

1 ½ kg de courgettes, tranchées

Sel de mer et poivre noir fraîchement moulu au goût

1 cuillère à café de poivre de Cayenne

1/2 cuillère à café de basilic séché

1/2 cuillère à café d'origan séché

1/2 cuillère à café de romarin séché

Adresses

Dans une poêle, chauffer l'huile à feu moyen-vif.

Lorsqu'il est chaud, faire sauter l'oignon pendant environ 3 minutes ou jusqu'à ce qu'il soit tendre. Puis faire sauter l'ail pendant environ 1 minute jusqu'à ce qu'il soit aromatique.

Ajouter les courgettes avec les épices et continuer à sauter pendant encore 6 minutes jusqu'à ce qu'elles soient tendres.

Goûter et rectifier les assaisonnements. Profitez-en!

purée de patate douce

(Prêt en 20 minutes environ | Pour 4 personnes)

Par portion : Calories : 338 ; Matières grasses : 6,9 g ; Glucides : 68 g ; Protéines : 3,7 g

Ingrédients

1 ½ kg de patate douce, pelée et coupée en dés

2 cuillères à soupe de beurre végétalien, fondu

1/2 tasse de sirop d'agave

1 cuillère à café d'épices pour tarte à la citrouille

Une pincée de sel marin

1/2 tasse de lait de coco

Adresses

Couvrir les patates douces avec un pouce ou deux d'eau froide. Cuire les patates douces dans l'eau bouillante environ 20 minutes; sèche bien.

Ajouter la patate douce au bol du robot culinaire; ajouter le beurre végétalien, le sirop d'agave, les épices pour tarte à la citrouille et le sel.

Continuer à réduire en purée en ajoutant progressivement le lait jusqu'à ce que tout soit bien incorporé. Profitez-en!

Chutney de pomme aux canneberges

(Prêt en 1 heure environ | Pour 7 personnes)

Par portion : Calories : 208 ; Matières grasses : 0,3 g ; Glucides : 53 g ; Protéines : 0,6 g

Ingrédients

1 ½ livre de pommes à cuire, pelées, évidées et coupées en dés

1/2 tasse d'oignon doux haché

1/2 tasse de vinaigre de cidre de pomme

1 grosse orange fraîchement pressée

1 tasse de cassonade

1 cuillère à café de graines de fenouil

1 cuillère à soupe de gingembre frais, pelé et râpé

1 cuillère à café de sel de mer

1/2 tasse de canneberges séchées

Adresses

Dans une casserole, mettre les pommes, l'oignon doux, le vinaigre, le jus d'orange, la cassonade, les graines de fenouil, le gingembre et le sel. Porter le mélange à ébullition.

Portez immédiatement le feu à ébullition; continuer à mijoter, en remuant de temps en temps, pendant environ 55 minutes, jusqu'à ce que la majeure partie du liquide ait été absorbée.

Laisser refroidir et ajouter les canneberges séchées. Conserver au réfrigérateur jusqu'à 2 semaines.

Profitez-en!

beurre de pomme maison

(Prêt en 35 minutes environ | Pour 16 personnes)

Par portion : Calories : 106 ; Matières grasses : 0,3 g ; Glucides : 27,3 g ; Protéines : 0,4 g

Ingrédients

5 livres de pommes, pelées, évidées et coupées en dés

1 tasse d'eau

2/3 tasse de cassonade granulée

1 cuillère de cannelle en poudre

1 cuillère à café de clous de girofle moulus

1 cuillère d'essence de vanille

Une pincée de noix de muscade fraîchement râpée

Un peu de sel

Adresses

Ajouter les pommes et l'eau dans une casserole à fond épais et cuire environ 20 minutes.

Écrasez ensuite les pommes cuites avec un pilon à pommes de terre; Incorporer le sucre, la cannelle, les clous de girofle, la vanille, la muscade et le sel dans la compote de pommes; remuer pour bien mélanger.

Poursuivre la cuisson à feu doux jusqu'à ce que le beurre ait épaissi jusqu'à la consistance désirée.

Profitez-en!

beurre de cacahuète fait maison

(Prêt en 5 minutes environ | Pour 16 personnes)

Par portion : Calories : 144 ; Matières grasses : 9,1 g ; Glucides : 10,6 g ; Protéines : 6,9 g

Ingrédients

1 ½ tasse d'arachides blanchies

Une pincée de gros sel

1 cuillère à soupe de sirop d'agave

Adresses

Dans votre robot culinaire ou votre mélangeur à grande vitesse, mixez les cacahuètes jusqu'à ce qu'elles soient finement moulues. Mélangez ensuite 2 minutes de plus en raclant les parois et le fond du bol.

Ajouter le sel et le sirop d'agave.

Faites fonctionner la machine pendant encore 2 minutes ou jusqu'à ce que le beurre soit complètement crémeux et lisse.

www.ingramcontent.com/pod-product-compliance
Lightning Source LLC
Chambersburg PA
CBHW071433080526
44587CB00014B/1821